中医泰斗专科专病丛书

本书主编　姜丽娟　陈燕溪　杨建宇

中医泰斗

乳房疾病及更年期综合征

医案妙方

中原农民出版社

· 郑州 ·

图书在版编目(CIP)数据

中医泰斗乳房疾病及更年期综合征医案妙方/姜丽娟,陈燕溪,杨建宇主编.—郑州:中原农民出版社,2018.4(2020.5重印)
(中医泰斗专科专病丛书)
ISBN 978－7－5542－1846－4

Ⅰ.①中… Ⅱ.①姜… ②陈… ③杨… Ⅲ.①乳房疾病－中医治疗法－医案－汇编－中国－现代 ②更年期综合征－中医治疗法－医案－汇编－中国－现代 Ⅳ.①R271.44 ②R271.11

中国版本图书馆 CIP 数据核字(2018)第 036459 号

中医泰斗乳房疾病及更年期综合征医案妙方
ZHONGYITAIDOU
RUFANG JIBING JI GENGNIANQI ZONGHEZHENG YI'AN MIAOFANG

出版:中原农民出版社
地址:河南省郑州市经五路 66 号　　　**邮编:**450002
网址:http://www.zynm.com　　　　**电话:**0371－65788655
发行:全国新华书店　　　　　　　　**传真:**0371－65751257
承印:河南省环发印务有限公司

投稿邮箱:1093999369@qq.com
交流 QQ:1093999369
邮购热线:0371－65724566

开本:890mm×1240mm　A5
印张:5
字数:137 千字
版次:2018 年 4 月第 1 版　　　**印次:**2020 年 5 月第 3 次印刷

书号:ISBN 978－7－5542－1846－4　　　**定价:**19.00 元

内容提要

　　本书从名老中医治疗乳房疾病及更年期综合征的医案中，精选其中疗效好且能较好反映中医治疗思路的经典案例，以名老中医个体为纲，医案妙方为目，每则医案都有疾病的辨证分析、处方用药及诊疗心法要点，每方都有组成、主治、功效等。全书选案丰富、诊疗心法要点精确、药方精妙，全面反映了名老中医治疗乳房疾病及更年期综合征的辨治思想和用药经验。

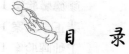

目 录

乳房疾病医案妙方

乳痈

乳岩

乳癖

乳疬

乳漏

巨乳症

乳衄

❀乳房疾病医案妙方

乳　痈

乳痈相当于西医的急性乳腺炎,是乳腺的急性化脓性感染,常发生于产后哺乳妇女,尤以初产妇多见。在哺乳期发生的,名"外吹乳痈";在妊娠期发生的,名"内吹乳痈";在非哺乳期和非妊娠期发生的,名"不乳儿乳痈"。据经络循行分布,乳头当属足厥阴肝经,乳房属足阳明胃经。气血运行有序,脾胃运化如常,则乳汁畅通。乳汁郁积,或肝郁胃热,或感受外邪,则易导致乳汁郁结,乳络闭阻不畅,气滞血瘀化热为乳痈。

❀乳痈医案

陆德铭验案 3 则

验案 1

王某,女,32 岁,职员,初诊 2003 年 5 月 12 日。

患者产后 8 个月,右乳红肿胀痛 2 日,仍在哺乳中。2 日前右乳出现红肿胀痛,触之局部灼热,伴大便干燥,胃纳不香,查体温37.8℃,右乳肿胀,按之内上象限可及约 3 厘米×3 厘米大小肿块,压痛明显,无波动感,乳头破碎,有少量渗出液,腋下淋巴结无肿大,舌红、苔黄腻、脉弦数。治宜清热解毒,和营消肿。

1

处方:柴胡9克,蒲公英30克,连翘9克,赤芍9克,全当归9克,川芎9克,郁金12克,忍冬藤15克,全栝楼18克(打),生麦芽30克,枳壳6克,桔梗6克,白芍12克,甘草3克。外治:乳头上涂以青吹口散,局部外敷金黄膏。

二诊:服药14剂后,发热已止,乳房肿块逐渐缩小,压痛减轻,大便通畅,食欲好转。

处方:柴胡9克,皂角刺15克,赤芍12克,白芍12克,当归12克,炙乳香4.5克,炙没药4.5克,川芎9克,全栝楼18克(打),夏枯草12克,枳壳6克,桔梗6克,牡丹皮9克,甘草3克。

连服10余剂后,乳房肿块逐渐消退,乳头破碎痊愈,已能正常哺乳。

【诊疗心法要点】陆德铭教授认为,据经络循行分布,乳头当属足厥阴肝经,乳房属足阳明胃经。气血运行有序,脾胃运化如常,则乳汁畅通。本病乳痈,多见于初产妇,乳头较易破碎,或乳头先天畸形凹陷,或情志不畅、肝气郁结等导致乳汁郁结,乳络闭阻不畅,气滞血瘀化热为乳痈。患者哺乳8个月而发,既有肝郁气滞、乳汁不畅的一面,也有乳头破碎、毒邪外侵、内热积郁而发的一面,治疗上以清热解毒、调和气血为主,予柴胡、郁金疏泄肝气,连翘、忍冬藤清解郁热,生麦芽醒脾健胃,全当归、赤芍、白芍和营,川芎、桔梗、全栝楼、枳壳等理气通乳。经辨证加减治疗后,最终乳痈消退而愈。(舒扬2004年第5期《江西中医药》)

验案2

朱某,女,31岁,初诊2009年9月11日。

患者产后2月余,乳汁不畅,双乳反复发作乳腺炎,服溴隐亭2个月,外敷芒硝。现双乳仍能触及3个肿块,皮色不红,无发热,自觉疼痛,脉浮数,苔薄。西医诊断:双乳急性乳腺炎。中医诊断:乳痈。辨证:气热壅滞。治宜清宣郁热。

处方:柴胡12克,当归12克,赤芍12克,蒲公英30克,紫花地丁30克,金银花12克,生谷芽30克,生麦芽30克,生山楂30克,黄

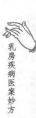

芩 15 克,泽兰 12 克,桃仁 15 克。

二诊(2009 年 9 月 30 日):药后胃无不适,服溴隐亭 2.5 毫克,每日 1 次,连服 1 周,乳汁明显减少。两乳囊性肿块仍有,常易感冒,腰痛,大便 1~2 日 1 行,有时偏干,脉细。

处方:柴胡 12 克,当归 12 克,赤芍 30 克,蒲公英 30 克,丹参 30 克,生谷芽 30 克,生麦芽 30 克,生山楂 30 克,生黄芪 30 克,白术 9 克,防风 9 克,白芥子 12 克,生何首乌 30 克。同时服用溴隐亭 2.5 毫克,每日 1 次。

三诊(2009 年 10 月 28 日):停服溴隐亭后乳汁已不明显。右乳乳晕上方外侧仍有囊性肿块 2 个,两乳外上象限散在结节 20 余个,时有胃脘疼痛,脉细濡、舌暗红、苔腻。

处方:蒲公英 30 克,苍术 9 克,厚朴 12 克,黄连 6 克,刺猬皮 9 克,九香虫 9 克,紫苏梗 12 克,枳实 12 克,生地黄 30 克,八月札 15 克。14 剂。

【诊疗心法要点】患者乳房结块肿痛较甚,且反复发作,脉浮数,考虑为气热壅滞向热毒转归,治宜疏肝清热,通络消肿。又因患者考虑回乳,已用芒硝外服,口服溴隐亭,故用药同时考虑加入回乳的药物,具体选用蒲公英、金银花、紫花地丁、黄芩以清热解毒消肿;柴胡疏肝散结消滞;当归、泽兰、桃仁活血消肿;生谷芽、生麦芽、生山楂健脾回乳。后因患者体虚易感,加入生黄芪、白术、防风益气固表,胃脘不适,加入刺猬皮、九香虫、紫苏梗等理气止痛。

验案 3

李某,女,37 岁,初诊 2009 年 11 月 29 日。

患者产后 1 月余,左乳疼痛 1 日。患者左乳结块疼痛 1 日,乳汁排出欠畅,体温正常,大便调,恶露未尽。检查:左乳内外侧可及结块,质偏硬,排乳欠畅,双腋下淋巴结肿大。舌红、苔薄,脉濡。西医诊断:左乳急性乳腺炎。中医诊断:乳痈。辨证:气滞热壅证。治宜疏肝理气,活血化瘀。

处方:柴胡 9 克,当归 12 克,赤芍 15 克,蒲公英 30 克,紫花地丁30克,王不留行子15克,丹参30克,丝瓜络12克,路路通12克,延胡索30克,益母草30克。

二诊(2009年12月3日):乳痛已消,恶露已尽,乳汁较少。

处方:柴胡9克,当归12克,赤芍15克,王不留行子15克,丹参30克,丝瓜络12克,路路通12克,延胡索30克,黄芪15克,生地黄30克,熟地黄30克,地龙9克。7剂。

服药7剂后红肿消退,结块消散,疼痛缓解,排乳通畅。

【诊疗心法要点】乳房肿块疼痛,但无波动感,当属乳痛初期,应以消法为主,以疏肝清胃、通乳消肿为治疗总则。方中柴胡疏肝理气;当归、赤芍活血通络,因恶露未尽,故用益母草兼顾整体血虚而局部血瘀,以祛邪不伤正;丝瓜络和路路通疏通乳络;紫花地丁和蒲公英清热解毒,助君药之效。(《上海名老中医医案精选》)

周信有验案1则

验案

李某,女,30岁,初诊2004年4月。

患者产后1月半,1周多来,自感两乳房肿胀疼痛,乳汁排出不畅,尤以左乳为甚,自服消炎药无效。诊见双乳皮色嫩红,按之有块,触痛拒按,乳房微热,并伴有全身发热畏寒、头痛、胸闷不舒、口渴等症,脉弦数,舌红、苔黄腻。中医辨证属热毒蕴结,乳络阻塞,酿毒成痈。治疗宜清热解毒,凉血和营,通乳消痈。

处方:金银花20克,连翘20克,蒲公英20克,王不留行9克,栝楼9克,漏芦9克,路路通9克,赤芍15克,丹参20克,通草4克,桔梗9克,白芷9克,炒穿山甲9克,郁金20克,生麦芽30克,生薏苡仁30克,冬瓜仁20克,黄芪20克。水煎服,每日1剂,分3次服用。

【诊疗心法要点】根据患者双乳皮色嫩红,按之有块,触痛拒按,乳房微热,并伴有全身发热畏寒、头痛、胸闷不舒、口渴等症,脉弦

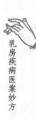

数,舌红、苔黄腻,患者当属乳痈之热毒炽盛之证,除清热解毒之品外,加生薏苡仁、冬瓜仁、黄芪以托里透脓。(《中国百年百名中医临床家丛书:周信有》)

张琪验案 1 则

验案

任某,女,27 岁,初诊 2007 年 8 月 22 日。

患者诉产后 22 天左侧乳头红肿、热、硬、痛,乳汁不通 5 天。在某医院妇科住院诊断为乳腺炎,曾用青霉素、罗红霉素、氨苄西林等抗生素治疗,效果不佳,发热不退,经朋友介绍前来就诊。初诊左侧乳头红肿、热、硬、痛,乳汁不通,体温 40.3℃,壮热面赤,口干舌燥,脉象洪数。西医诊断:乳腺炎。中医诊断:乳痈(热毒炽盛)。治宜清热解毒,消痈散结。

处方:生石膏 75 克,赤芍 20 克,牡丹皮 15 克,青皮 15 克,天花粉 20 克,蒲公英 50 克,紫花地丁 50 克,白芷 15 克,王不留行 20 克,丹参 15 克,连翘 30 克,当归 20 克,甘草 15 克。水煎,隔 6 小时服 1 次,连服 3 剂。

二诊(2007 年 8 月 25 日):服药 1 剂体温下降到 37.2℃,连续服 3 剂后体温 36.5℃,乳房肿痛大减,已渐软,但仍胀、拒按,舌见润,脉象滑小数。

处方:天花粉 20 克,金银花 30 克,连翘 30 克,蒲公英 50 克,紫花地丁 30 克,王不留行 20 克,当归 20 克,青皮 15 克,甘草 15 克。水煎,每日 1 剂,分 2 次服。

三诊(2007 年 8 月 30 日):乳房肿痛皆消,触之柔软无痛,乳汁已通,舌润,脉滑,从而痊愈。

【诊疗心法要点】本案重用生石膏、金银花、连翘、蒲公英,辅助以养血疏肝、活血通络的当归、赤芍、丹参、牡丹皮、王不留行。(《张琪医案选》)

颜正华验案 1 则

验案

张某,女,27 岁,公司职员,初诊 1993 年 8 月 30 日。

患者为初产妇,产前贫血,产后乳汁不畅,恶露不断,色红有味,第 4 天即发阑尾炎,行非手术疗法,症状虽减轻,但右下腹仍时痛,后因琐事与其夫生气,再加过食肥甘,至第 20 天又发双侧乳房红肿热痛,并有结块,因在哺乳期,怕西药对婴儿有影响,遂来求治。刻下除见上症外,又见口干生疮,大便干,每日 1 行,右下腹有压痛,尿黄,舌红、苔薄黄,脉弦滑。证属肝胃热毒蕴滞,血瘀乳汁郁积。治疗以疏肝清胃解毒、活血通乳散结为法,佐以通肠。

处方:柴胡 10 克,蒲公英 30 克,金银花 15 克,山栀子 10 克,天花粉 12 克,生甘草 6 克,赤芍 15 克,牡丹皮 10 克,当归 5 克,炮穿山甲 10 克(打碎),路路通 10 克,全栝楼 30 克。共 7 剂,每日 1 剂,水煎服。忌食辛辣油腻及海鲜等,每日用药渣煎汤洗敷双侧乳房。

二诊:口干、口疮已,乳房红、肿、热消,痛减,乳汁较前通畅,唯结块未消,恶露不断,右下腹痛,大便微干,尿微黄,原方去山栀子,加败酱草 15 克、益母草 30 克,续进 7 剂。

三诊:乳房结块大消,偶有疼痛,恶露减少,原方去败酱草,并将益母草减至 15 克,再进 7 剂。

四诊:乳房结块基本消失,准备上班,要求回乳,以三诊方去炮穿山甲、路路通、天花粉,将当归增至 10 克,加生黄芪 15 克、香附 10 克、丹参 30 克、炒麦芽 60 克,共 5 剂,并嘱其服后若乳汁断则停服,若不断则可再服 5 剂。

1 个月后,其婆母来告,药尽 5 剂乳断,今已上班。

【诊疗心法要点】本患者阑尾炎、恶露不尽、急性乳腺炎三病同患。初产妇,产前贫血,产后乳汁不畅,恶露不断,又发阑尾炎,又与

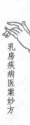

其夫生气,再加过食肥甘,发为乳痈。《外科正宗》云:乳房属阳明胃经所司,乳头属厥阴肝经所为。颜正华先生从肝胃二经入手,方中柴胡、蒲公英疏肝清胃解毒;金银花、山栀子、天花粉、生甘草清热解毒消痈;赤芍、牡丹皮、当归、炮穿山甲、路路通活血化瘀,通经下乳;全栝楼散结消肿。诸药相辅相成,确有上下兼顾、三病并治之效。(《颜正华学术经验辑要》)

路志正验案 2 则

验案 1

陈某,女,27 岁,初诊 1972 年 4 月。

患者产后 12 天,过食辛辣肥甘,脾胃蕴热,复外受风寒,全身酸困乏力,恶寒发热,加之乳汁分泌不畅,婴儿啼饥,而心情郁闷,急躁易怒,致左乳房内侧忽然红肿作痛,纳呆食减,夜寐不安,舌尖红绛、苔薄黄,脉滑数。诊为乳痈初期。治宜清解消散。

处方:橘叶 20 克,大栝楼 1 个(切碎),荆芥 9 克,连翘 12 克,浙贝母 12 克,甘草节 100 克,赤芍 10 克。

5 剂后热退肿消,诸恙得平。

验案 2

张某,女,29 岁。

患者产后 8 天,突然左侧乳房外侧红肿作痛,背后阵阵发热畏寒,肢体酸楚不适,而来就诊。查:左侧乳房外侧红肿,按之微硬作痛,舌质红、苔薄白,口干苦,脉浮数。诊为乳痈初期。

处方:乳痈外消膏(桃仁 30 克,青黛 15 克,芒硝 30 克,蜂蜜适量)外敷。

连贴 3 贴而肿硬作痛等症消失。

【诊疗心法要点】验案 1 用内消乳痈汤,适用于凡妇女不论产前、产后,乳房(一侧或两侧)忽然红肿,时而作痛,全身酸楚,恶寒发热,纳减心烦,便干,舌质红或舌尖红绛,苔薄白或微黄,脉来浮数或滑数者。验案 2 用乳痛外消膏,适用于凡乳房一侧或两侧局部红肿热痛初起者。两方均为路志正老先生经验方,起到了良好的效果。(《路志正医林集腋》)

任继学验案 1 则

验案

杨某,女,24 岁,服务员。

患者产后乳痈 50 天不愈,近 4 天全腹胀满疼痛难忍,呕吐,大便秘结,多次用滋阴通便剂无效,故于 1982 年 8 月 3 日入院治疗,第 2 天,病情加重。症见:全腹绞痛拒按,呕吐频作,不大便,无矢气,舌质红、苔黄腻,脉弦数有力,查白细胞:21.6×10^9/升,中性分叶核粒细胞:0.73。腹痛加剧时,呈阵发性绞痛,彻夜难眠。诊断为产后乳痈并发肠结。治疗拟理气通闭泻实法。方用厚朴三物汤加减。

处方:厚朴 40 克,川大黄 5 克,枳实 15 克,木香 5 克,皂荚 3 克,白芷 5 克,桃仁 5 克,柿蒂 15 克,川楝子 5 克,羌活 10 克。

服 1 剂,阵阵腹痛,有排便感,但欲便不得。故上方去羌活、白芷,加枳壳、橘核各 50 克,附子 10 克,生地黄、玄参各 25 克,3 剂,每日 1 剂,水煎服。

服后排出黑褐色便多次且量多,腹痛大减,病情大有好转,查白细胞 9.8×10^9/升,遂前方去皂荚、附子、川楝子、枳壳、橘核,加石斛 30 克、玉竹 15 克、扁豆 15 克,以生津养胃,再以党参、白术、茯苓、甘草善其后。1 周后,饮食增进,二便复常,痊愈出院。

【诊疗心法要点】本例患者为产后乳痈并发肠结,为气机受阻,邪气内结所致,不应拘泥于产后。任继学先生重用厚朴、木香、枳实行气导滞,佐以皂荚泄泻之妙,共成通闭导泻、行气荡实之效。(《国

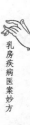

班秀文验案 2 则

验案 1

丁某,女,25 岁,初诊 1975 年 10 月 22 日。

患者足月顺产第一胎已 25 天,胃纳、睡眠良好,大小便正常。但 2 周之前,开始右乳房有痒热感,肤色嫩红,红肿疼痛,日渐加剧,自取灯心草蘸油点燃外烧患处 3～5 炷,疼痛更剧,复自取缝衣针穿刺患处,以冀排出其秽浊之气。但针刺之后,不仅疼肿不减,反而患处热辣难忍,心烦易躁,夜难入寐,大便干结,小便色黄,脉弦数,苔薄黄干、舌边尖红,右乳红肿疼痛,触之更甚,有四处针口流出淡黄水。诊断:乳痈。治宜清热解毒,消滞化浊。

处方:①蒲公英 15 克,紫花地丁 15 克,金银花 15 克,连翘 9 克,野菊花 15 克,山楂 15 克,桃仁 5 克,荆芥 5 克,甘草 9 克。5 剂,每日 1 剂,水煎服。②鲜水杨梅、野鲜菊花各适量,煎水熏洗患处,每天 3 次。

二诊(1975 年 10 月 29 日):服上方及外洗之后,右乳红肿痛痒全消,二便正常,脉舌如平。嘱仍以外洗方再熏洗患处 1 周,以巩固疗效。

验案 2

书某,女,27 岁,干部,已婚,初诊 1983 年 3 月 2 日。

患者产后 2 月余,左乳红肿硬痛,恶寒发热,体温 39℃,后经医院用青霉素治疗,发热始退,但现在左乳硬块未消,胀痛难忍,触之痛剧,伴有头晕、腰痛、肢倦乏力,2～3 天大便 1 次,小便正常,脉虚细,舌质淡、苔薄白,面色苍白,唇干焦裂。诊断:乳痈。治疗以清热解毒,化瘀通络,兼以扶正。

处方:①当归身 9 克,生北黄芪 15 克,丹参 15 克,夏枯草 15

克,蒲公英9克,连翘9克,金银花9克,皂角刺5克,赤芍5克,桔梗5克,甘草5克。6剂,每日1剂,水煎服。②生大黄30克,红花15克。水煎,趁热熏洗外敷患处,每日3~5次,每次5~10分钟。

二诊(1976年3月25日):上方共服6剂,并熏洗热敷患处之后,乳痈消退,一切正常,以人参养荣汤加减调养善后。

【诊疗心法要点】班秀文教授治疗"乳痈",内服中药配合中药外洗,常获良效。验案1患者过食辛辣肥甘厚味,致郁滞化热,灼伤乳络,又妄用灯心草外烧,火热之毒愈炽,故不仅乳房红肿痒痛,而且出现心烦易躁,夜难入寐,大便干结,小便色黄,脉弦数,苔薄黄干、舌边尖红的热证。故治疗上以蒲公英、紫花地丁、金银花、连翘、野菊花、荆芥、甘草清热解毒,山楂、桃仁活血化瘀、导滞通络,并用水杨梅、野菊花外洗,加强清热解毒功用。验案2除热毒炽盛之外,尚有脉虚细、舌质淡、苔薄白、面色苍白、唇干焦裂等属产后正气不足之候,故在清热解毒的基础上,加以当归身、生北黄芪补益气血。(《班秀文妇科医论医案选》)

何任验案2则

验案1

杨某,女,26岁,初诊1963年12月10日。

患者初产16天,右乳房焮红肿胀,乳头左侧有块,按之痛剧,脉数,苔薄白。治宜先予清解。

处方:连翘9克,金银花9克,蒲公英9克,红藤6克,夏枯草9克,土贝母9克,天花粉9克,橘叶9克,橘核9克,柴胡3克,露蜂房4.5克(煅存性研末,分2次冲)。3剂,每日1剂,水煎服。

【诊疗心法要点】何任教授擅用经方,本案中以张景岳连翘金贝散加减,方中金银花、蒲公英、红藤清热解毒,天花粉养阴,露蜂房既能祛风解毒又可解肿止痛,夏枯草、橘叶、橘核清肝热而散结,土贝母助散结、软坚之力,柴胡作为引经药。(《何任医案选》)

验案2

潘某,女,成人,初诊1964年7月9日。

乳痛1个月,右乳房有一糜烂小孔,迄今未愈,每周均有1~2次乳汁阻塞不通,疼痛难忍,服用多种西药未效。以清解散结为治。

处方:连翘6克,土贝母9克,蒲公英12克,金银花9克,夏枯草9克,制香附9克,川楝子6克,当归须4.5克,全栝楼9克,露蜂房9克(煅研,分冲)。3剂。

二诊(1964年7月18日):诸证好转,乳痛减轻,原方再续。

处方:连翘9克,土贝母9克,蒲公英9克,金银花9克,夏枯草9克,制香附9克,橘叶9克,川楝子9克,全栝楼9克,当归须6克,露蜂房12克(煅研分冲)。4剂。

【诊疗心法要点】本案之患者病情已缠绵1月余,正气已有耗伤,故以祛邪扶正为主。(《何任临床经验辑要》)

贺普仁验案1则

验案

迟某,女,37岁。

患者诉产后几天,乳房疼痛,高热,经中西医治疗后,未能控制病情发展,脓排出后疮口尚未愈合,又重聚脓,反反复复,一直不愈。辨证为热毒炽盛,瘀滞不通。

治疗疮口局部用火针点刺3针,以去腐生新,调和气血,泻热解毒,针后疼痛消失,1天后脓肿消失,共治疗3次,逐渐痊愈。

【诊疗心法要点】针刺对乳痛肿块尚未化脓者效果较好,要保持乳汁排泄通畅,脓肿已形成时,应及时排脓。火针刺法可在本病的各期应用,取肩井、曲池、足临泣、期门等穴位,热毒壅盛、肿痛明显时,可在乳根等穴位处刺血拔罐,给予强通法治疗。病久破溃后,可用火针点刺疮口局部,以温通气血,去腐生肌。(《中国百年百名中

❀ 乳痈妙方

周信有验方 1 则

验方

【药物组成】金银花 20 克,连翘 20 克,蒲公英 20 克,王不留行 9 克,栝楼 9 克,漏芦 9 克,路路通 9 克,赤芍 15 克,丹参 20 克,通草 4 克,桔梗 9 克,白芷 9 克,炒穿山甲 9 克。水煎服。

【主治】乳痈。

【功效】清热解毒,凉血消肿。

【方义】本方以清解热毒为主,选用金银花、连翘、蒲公英等,并以通乳为辅,药如栝楼、王不留行、漏芦、路路通等,亦可再加回乳之品生麦芽 30 克、生山楂 20 克,以抑制乳汁生成。这样通乳药与回乳药合用,既可加速郁积之乳汁疏通,又可抑制乳汁生成,减少郁积的来源,再加上赤芍、丹参、炒穿山甲等凉血和营消肿之品,桔梗、白芷等化痰消肿止痛之品,共奏相得益彰之效。

【加减应用】若肿块变软,脓肿形成,可加炒穿山甲、皂角刺、生薏苡仁、冬瓜仁、黄芪等以托里透脓。(《中国百年百名中医临床家丛书:周信有》)

路志正验方 2 则

验方 1:内消乳痈汤

【药物组成】橘叶 20 克,大栝楼 1 个(切碎),荆芥 9 克,连翘 12

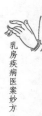

克,浙贝母 12 克,甘草节 100 克,赤芍 10 克。水煎服,一般 3～5 剂。

【用法】以水 250 毫升,先浸半小时,再以文火煎半小时,倒出药液后加水适量,第二煎煎 20 分钟。将两煎和匀,趁热服一半,即卧床休息,根据气候冷暖调节衣服,以温覆取微汗为度。

【主治】凡妇女不论产前、产后,乳房(一侧或两侧)忽然红肿,时而作痛,全身酸楚、恶寒发热,纳减心烦,便干,舌质红或舌尖红绛,苔薄白或微黄,脉来浮数或滑数者。

【加减应用】畏寒重者荆芥加至 12 克,发热重者加僵蚕 10 克。

验方 2:乳痈外消膏

【药物组成】桃仁 30 克,青黛 15 克,芒硝 30 克,蜂蜜适量。

【用法】将前三药放入蒜臼内或粗瓷碗中,以木杵捣烂,再入蜂蜜同捣,成为稀膏状,摊于纱布上(以乳房红肿部位大小为准),先将患部洗净,然后将药膏贴于患者,外以橡皮膏固定,1～2 日一换,连贴 5 贴为 1 个疗程。(《路志正医林集腋》)

【主治】凡乳房一侧或两侧局部红肿热痛初起者。

朱良春验方 2 则

验方 1:解毒消痈方

【药物组成】蒲公英 30～60 克,陈皮 10～15 克,生甘草 6～10 克。

【主治】善治乳痈。

【功效】消肿散结。

【方义】蒲公英为治疗痈疡之佳品,尤善治乳痈。乳痈一证,妇女在哺乳期易于罹患,多系情怀不适,胃热熏蒸,乳汁排泄不畅,郁结而成。由于乳头属肝、乳房属胃,而蒲公英专入肝、胃二经,具有消肿散结之效,治此证效著。

【加减应用】红肿热痛加漏芦、天花粉;乳汁排泄不畅加王不留行、刺蒺藜;局部硬结较甚加炮甲片、皂角刺。均以黄酒为引,其效历历可稽。

验方2:巴豆消痈丸

【药物组成】巴豆霜3克,生旱半夏粉3克,冰片1克。

【用法】用姜汁拌调成丸,较枣核稍大,交替塞入左右鼻孔。

【主治】治乳疖,乳痈初起(急性乳腺炎)。

【方义】《灵枢》:"十二经脉,三百六十五络,共血气皆上于面,而走空窍,共宗气上出于鼻而为臭。"朱良春先生亦指出,鼻药疗法不但能治愈局部病变,如鼻渊、鼻息肉等疾患,而且能治愈多种周身性或远离脏器的疾病。(《国医大师验案良方·妇儿卷》)

李玉奇验方1则

验方:消痈汤

【药物组成】霜打茄花40克,苦参15克,大青叶20克,紫草15克,卷柏20克,鹿角霜20克,王不留行15克,蒲公英25克,黄连10克,生地黄20克,紫花地丁20克,天花粉15克,僵蚕15克,甘草15克,大黄10~20克(适于大便燥结)。

【主治】乳痈。(《中国百年百名中医临床家丛书:李玉奇》)

何任验方1则

验方:加味连翘金贝散

【药物组成】连翘9克,金银花9克,红藤6克,夏枯草9克,土贝母9克,天花粉9克,橘叶9克,橘核9克,柴胡3克,露蜂房4.5克(煅存性研末,分2次冲服)。

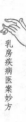
【用法】每日 1 剂,水煎 2 次,早晚分服。

【主治】乳痈。

【功效】清热消散。

【案例】杨某,女,26 岁,初诊 1963 年 12 月 10 日。

初产 16 天,右乳房红、肿胀,乳头左侧有块,按之痛剧,脉数,苔薄白。先予清解。投 3 剂煎服,病愈。

【诊疗心法要点】乳痈,多因乳头破损继发感染而成,中医学分内外二因。内因多为精神受刺激而致肝气郁结,乳头为厥阴肝经所属,肝郁气滞乳腺不通而为痈;外因方面热食汗出,露乳伤风,或哺乳之时,乳儿口含所吹,乳汁不通形成乳痈。本病初起,以红肿痛为特征,此时邪热正盛,治宜清热消散,处方以张景岳连翘金贝散加减。方中金银花、连翘、红藤清解热毒;乳胀火盛故加天花粉,救其津液,露蜂房既能祛风解毒又可散肿止痛,夏枯草、橘叶、橘核清肝热而散结,土贝母助散结、软坚之力,柴胡作为引经药。三剂即瘥,足见疗效显著。(《中华名医名方薪传·妇科病》)

乳　岩

　　乳岩是乳房部的恶性肿瘤,相当于西医的乳腺癌。其特点是乳房部出现无痛、无热、皮色不变而质地坚硬的肿块,推之不移,表面不光滑,凹凸不平,或乳头溢出,晚期溃烂,凹如泛莲。乳岩的发病是由情志失调、饮食失节、冲任不调或先天禀赋不足引起机体阴阳平衡失调、脏腑失和所致。

乳岩医案

陆德铭验案4则

验案1

　　李某,女,54岁,初诊2006年11月9日。

　　患者右乳腺癌手术后1年6月余,颈后、胸骨、右侧第4、5前肋疼痛、压痛3月余。ECT骨扫描:全身多处放射性异常浓聚,乳酸脱氢酶476单位/升,X线摄片提示:第3、4颈椎,第2胸椎,右侧第4、5前肋骨质破坏。曾应用局部放疗,配合双磷酸盐、化疗药物治疗2个月,无明显效果。患者疼痛难忍,影响活动、睡眠。苔薄,脉细。证属术后正不胜邪,邪毒窜骨。治宜益气养阴,温阳通络止痛。

　　处方:生黄芪30克,党参12克,白术9克,茯苓12克,南沙参15克,枸杞子15克,巴戟天12克,肉苁蓉12克,淫羊藿15克,石见穿30克,露蜂房12克,莪术30克,鹿角片12克,海藻30克,蛇六谷60克(先煎),怀牛膝30克,补骨脂30克,煅牡蛎30克,煅龙骨30克,徐长卿30克,乳香10克,片姜黄30克,半枝莲30克,延胡索30

克,蜈蚣 3 克。

上方加减,配合局部放疗及口服希罗达化疗,服药 1 个月后,疼痛明显缓解,可以安睡。

坚持服药 3 个月后随访,乳酸脱氢酶明显下降,骨转移病灶无变化,因患者口干,大便秘结,酌加生地黄、天冬、麦冬等养阴之品。经 6 个疗程的希罗达化疗后,不再进行西医治疗,坚持服用上药加减,随访至今,骨痛已不明显,也未出现骨折、高钙血症等骨相关不良疾病,ECT 扫描病灶较前好转。

【诊疗心法要点】陆德铭先生认为乳腺癌的发生,是因虚致实、因实更虚、虚实夹杂的过程,其病本虚而标实,其中,冲任失调、痰毒瘀结又是其常见的基本病机。在临床上,术前患者,往往因为对疾病的恐惧、思虑过度,多见肝郁气滞;而术后患者屡经放、化疗耗损,多伴气阴两虚。而对于乳腺癌转移、复发的认识,他认为,影响癌瘤复发走窜的因素很多,与病灶局部或全身状况密切相关。治疗上,对于乳腺癌术前患者,治疗主要以增加体力、调整功能,同时辅以祛邪抑瘤,以利于手术顺利进行,并防范术中可能的血行转移。

《黄帝内经》中指出:"肾主骨,生髓。""肾其充在骨。""腰者,肾之府,转腰不能,肾将惫矣。"《医精经义》曰:"肾藏精,精生髓,髓生骨,故骨者肾之所和也,髓者,肾精所生,精足则髓足,髓在骨内,髓足者骨强。"认为骨之强劲与脆弱是肾中精气盛衰的重要标志。肾中精气充盈则骨髓生化有源,骨才能得到髓的滋养而强健有力。乳腺癌骨转移属中医"骨痹""骨蚀"等范畴,发病机理为本虚标实。由于肿瘤迁延日久,癌毒稽留不去,加之攻伐太过,正气损耗,脾肾两虚,外抗和内固癌毒的能力下降,于是发生扩散,传舍至机体某一局部"最虚"之处。肾气不足,阳气不化,以致骨髓空虚,易为阴寒所客,痰瘀毒相杂,胶结入骨,腐骨蚀络,令骨弱废用。因此,肾阳亏虚是乳腺癌骨转移的重要原因。所以在治疗上,既要兼顾手术后患者已有的气阴亏虚的情况,又需温阳通络止痛,故需注意阴阳的平衡,以达阳中求阴、阴中求阳之目的。

验案2

叶某,女,88 岁,初诊 2005 年 11 月 12 日。

发现左乳肿块 1 月余。患者 1 个月前洗澡时发现左乳肿块,至医院就诊,乳房 B 超示:左乳上方见 27 毫米×14 毫米的低回声光团,形态不规则,边界不清,无包膜,边缘呈分叶状,双侧腋下见数枚淋巴结,左侧最大 15 毫米×9 毫米,拟诊为左乳乳腺癌,考虑患者年事已高,不能耐受手术,故决定采取保守治疗,至我院行中药治疗。诊见:精神、食欲可,体瘦,腰酸,口干,舌红少苔,脉弦。体检:左乳 B 区 12 点位可及 2 厘米×2.5 厘米肿块,质中硬,边界欠清楚,左腋下可及肿大淋巴结,考虑乳腺癌。中医诊断为乳岩。证属痰毒瘀结,冲任失调,气阴两亏。治宜散结解毒,调摄冲任,益气养阴。

处方:生黄芪 30 克,太子参 15 克,炒白术 9 克,茯苓 15 克,制黄精 12 克,南沙参 15 克,枸杞子 15 克,川石斛 15 克,麦冬 9 克,淫羊藿 15 克,肉苁蓉 9 克,莪术 15 克,石见穿 30 克,露蜂房 12 克,白花蛇舌草 30 克,龙葵 30 克。

药后胃脘无不适,大便偏干。

二诊:在上方基础上加用生地黄 15 克、玄参 15 克增液润肠,加用蛇六谷 30 克、蜈蚣 2 条、鳖甲 15 克解毒软坚。

三诊:去露蜂房、鳖甲,白花蛇舌草改为 45 克。

四诊:加生牡蛎 30 克软坚散结。

五诊:加芙蓉叶 15 克解毒抗癌。

六诊:白花蛇舌草改为 60 克以加大清热解毒之力,服药半年后乳房 B 超示左乳 B 区 11 点见 15.6 毫米×8.7 毫米低回声均匀团块,提示肿块较前明显减小。

随后治疗在前方基础上加制天南星 15 克、蛇六谷 60 克(先煎)、白英 15 克等化痰软坚解毒中药,坚持治疗 1 年 4 个月后,诸证稳定,无特殊不适,体检:左乳 B 区 12 点位肿块大小约 1 厘米×1.5 厘米,质中软,较前明显缩小变软,边界欠清,与周围皮肤轻度粘连,皮肤无凹陷,双侧腋下淋巴结(-)。

【诊疗心法要点】陆师认为乳腺癌的病因病机不外乎正虚、邪实两端,而疾病的不同时期又有所侧重。对于乳腺癌的治疗,陆师尤其重视早期诊断及早期的综合治疗。他认为,有手术指征的患者应以手术为先,术后选择规范的放疗、化疗或内分泌治疗,再配合中药,不仅能够增强患者的体质,对放疗、化疗也起到减毒增效的作用;同时,长期服用扶正祛邪中药,还能一定程度上减少乳腺癌的复发转移。而对于晚期乳腺癌患者来说,中药治疗也能延缓甚至阻止病程进展,提高生存质量,延长生命。陆师临证主张治病求本,审症求因,采用辨病与辨证相结合、扶正与祛邪相结合的原则,同时又以扶正培本为主,祛邪抗癌为辅。

　　分析此患者治疗经过,首先为一例晚期乳腺癌患者,因年势偏高难以耐受手术,采取中药治疗,陆师针对患者带瘤生存,癌毒之力甚强之情况,在治疗上始终强调散结解毒治法的应用,并强调其药量要足,因此首剂即用莪术、石见穿、露蜂房、白花蛇舌草、龙葵五味散结解毒效强中药,并以生黄芪、太子参、炒白术、茯苓、制黄精益气健脾,顾护脾胃后天;南沙参、枸杞子、川石斛、麦冬滋养先天肾阴;淫羊藿、肉苁蓉温补先天肾阳,调摄冲任。其后在患者可以耐受的基础上,逐步加重药量和剂量,先后加减蛇六谷、蜈蚣、生牡蛎、芙蓉叶、制天南星、白英等以化痰软坚,解毒抗癌,同时蛇六谷和白花蛇舌草单药用量先后增至 60 克,具有以毒攻毒之意。(胡升芳,谷焕鹏、陈红风,等,2013 年第 12 期《中华中医药学刊》)

验案 3

　　陆某,女,48 岁,初诊 1991 年 3 月 4 日。

　　患者左乳乳腺癌术后 5 月余。患者 1990 年行乳腺癌根治术,术后病理诊断为导管癌。化疗 3 次后,白细胞为 2.6×10^9/升,经用鲨肝醇、利可君片等无效而中断化疗。刻下患者面色不华,神疲乏力,烦热食少,口干咽燥,夜寐不安,脉细数无力,苔薄、质红中有裂纹。证属术后气阴两亏,心肾不宁。治宜益气养阴,宁心安神,佐以解毒。

　　处方:生黄芪、党参、天花粉、莪术、半枝莲、夜交藤各 30 克,白术、茯苓、生地黄、枸杞子、露蜂房、合欢皮各 12 克,生何首乌 15 克。水煎服,每日 1 剂。

二诊:服药 6 剂,恙情如前,精神较振,苔薄、质红,脉细数,原方继服。

三诊:服药后,白细胞 4.0×10^9/升,精神佳,面色红润,夜寐安,苔薄白,脉濡细。原方减合欢皮、夜交藤继服后,症情稳定,白细胞维持在 3.5×10^9/升以上而继续化疗,目前无不适,继用中药调治。

【诊疗心法要点】乳腺癌术后,患者往往气血两亏,复因化疗、放疗致使脏腑功能减退,耗气伤阴,日久阴损及阳,阴阳俱虚而邪气留恋,造成正不胜邪,易致肿瘤的复发、转移。故治疗上须扶助正气,祛邪不可伤正,术后多重在健脾益气、养阴生津,常用黄芪、党参、白术、茯苓等益气养血,健脾和胃;生地黄、枸杞子、玄参、麦冬等滋阴生津,使正气得复,阴精不竭。同时配合山茱萸、肉苁蓉、淫羊藿、半枝莲、蛇莓、蛇六谷、山慈菇、龙葵、石上柏等调摄冲任,抗癌解毒,以达到防止肿瘤复发、癌细胞转移的目的。

乳腺癌术后放疗、化疗是常规辅助手段。但化疗、放疗常可杀伤白细胞及抑制骨髓造血机能,使患者中断治疗。陆师认为,化疗、放疗多属热毒,易伤津耗气而致气阴两亏。本案属化疗后白细胞减少,伤津耗气而致气阴两亏,临证常在益气养血、健脾和胃、解毒抗癌基础上加用生地黄、天花粉、枸杞子、生何首乌、黄精等养阴生津之品以增加化疗、放疗对肿瘤治疗的敏感性及减轻化疗、放疗过程中的毒副作用。

验案 4

陈某,女,68 岁,初诊 1991 年 9 月 23 日。

患者于 15 年前行左乳乳腺癌根治手术,近年来左手臂逐渐肿胀连及指节,麻木不仁,皮肤太硬。检查见左手臂、手背、手指较右侧明显肿胀,不能握掌,苔薄,脉弦。证属气血不足,脉络阻塞,水湿泛溢肌肤。治宜益气活血,通络消肿。

处方:生黄芪、莪术、益母草各 30 克,当归、赤芍、炙穿山甲片各

12克,桃仁、桑枝各15克,泽兰、丝瓜络、路路通、川芎各9克。7剂。

以后随证加减,用药2个月后肿胀减轻,左手已能握掌,左手指活动亦较前灵活。再用药2个月,患者左手前臂、手背肿胀明显减轻;目前症情稳定,肿胀大部分消失,继用中药调理。

【诊疗心法要点】陆师强调乳腺癌贵在早期诊断及早期综合治疗。他主张早、中期乳腺癌应以手术、放疗、化疗为主,配合中药以减毒增效;对于晚期乳腺癌应以扶正为主,佐以祛邪治疗原则,才能获得最佳效果。而对于乳腺癌术后患者,由于大病、久病、手术而致气血亏虚,临证更应侧重扶正培本并贯穿整个治疗过程,以增强机体抗癌作用,又为祛邪抗癌创造必要条件。故常在辨证用药基础上,辨病用药,分期选用有抗癌活性药物。陆师经验,晚期乳腺癌及其术后3年内,患者应扶正祛邪并重;乳腺癌术后3~5年患者以扶正为主,佐以祛邪;术后5年之后则应扶正培本。

乳腺癌术后患侧上肢水肿多因手术创伤、炎症水肿使淋巴系统及静脉受压,淋巴液及静脉血回流不畅而致。多经一段时间后消退,部分经年不消。陆德铭先生认为,此症多由于术后气血不足,气血运行不畅,脉络瘀滞,不畅则肿;而且病久入络在血,痰久化水,水瘀相搏,蕴于肌肤而成。故用益气活血的补阳还五汤加以治疗,兼用炙穿山甲片、丝瓜络、路路通等通络消肿之品。(阙华发1994年第2期《辽宁中医杂志》)

朴炳奎验案3则

验案1

张某,女,73岁,初诊2005年7月。

患者主因右侧乳房发现肿物1年,局部破溃出血1个月,于2005年7月来我院就诊。患者就诊时右侧乳头区见数个结节已融合成3厘米×3厘米大小皮损,色暗红,破溃,血性渗出物,质硬,边界欠清,活动度欠佳,同侧腋下可触及2厘米×2厘米×2厘米大小肿大淋巴结。患者面色萎黄,精神倦怠,舌淡、苔薄白,脉沉细弦。对侧腋下及双锁骨上未触及肿大淋巴结。胸腹 CT(-),发射型计算机断层成像(-)。外院粗针针吸活组织检查:右乳浸润性导管癌。免疫组化:雌激素受体 ER(++),孕激素受体 PR(+),原癌基因(cerbB-2)(+)。辨证为肝气郁结,肾气亏虚。因患者拒绝手术及化疗,故予以内分泌治疗配合疏肝益肾、解毒消肿中药。

处方:柴胡9克,枳壳9克,白芍9克,海藻15克,炮穿山甲10克,山慈菇10克,鹿角霜15克,黄芪30克,白术10克,山药10克,连翘10克,金银花15克,紫草10克,白花蛇舌草30克,女贞子15克,枸杞子15克,焦山楂10克,焦麦芽10克,焦神曲10克,甘草6克。连续服用1个月。

二诊:患者破溃处治疗1个月后收口,局部变平。为防苦寒药用久伤胃,故去金银花、连翘,加全蝎5克、浙贝母15克以增强通络散结之功。

患者病情一直稳定,门诊调方或将柴胡、白芍易以橘核、橘叶,或将女贞子、枸杞子易以淫羊藿、菟丝子。若局部疼痛时加以三棱、莪术。2009年5月复查,未发现远处转移,肿块未再破溃,身体状况良好。

验案2

高某,女,58岁。初诊2007年3月。

患者主因右侧乳腺癌术后10年,并发现双肺、纵隔淋巴结、肝脏、骨广泛转移3个月,于2007年3月来诊。初诊时症见:干咳剧烈,声音嘶哑,饮水呛咳,右上腹痛,纳食不香,舌淡暗、苔薄白,脉沉细弦。手术后病理特征:浸润性导管癌,ER(+),PR(-)。术后曾用三苯氧胺(TAM)治疗5年。既往史:多种药过敏史,过敏性紫癜,预激综合征。考虑患者多处内脏的转移并有过敏史,就诊时病情处于进展期,肿瘤负荷重,需要强有力的药物方可控制病情,故采用化疗配合中药。化疗期间患者常会出现体弱乏力、纳呆、恶心呕吐等症,因此,中药以和胃止呕、益气养血为治则,以保障化疗的顺利进行。

处方:陈皮10克,竹茹10克,姜半夏9克,黄芪30克,当归9克,鸡血藤15克,枸杞子15克,菟丝子15克,紫草10克,旋覆花10克,代赭石15克,川贝母10克,鳖甲10克,延胡索10克,八月札10克,焦山楂10克,焦麦芽10克,焦神曲10克,大枣10枚,生姜3片。

患者服用此方配合化疗,未出现明显的消化道反应及骨髓抑制,顺利完成了6个周期的化疗。治疗后患者症状明显改善,复查纵隔淋巴结、肺、肝转移灶肿瘤缩小。后以阿那曲唑配合疏肝益肾、扶正抗癌中药。

处方:黄芪30克,白术15克,山药15克,山慈菇12克,柴胡9克,鳖甲10克,牡蛎15克,八月札10克,女贞子15克,枸杞子15克,白芍9克,莪术9克,海藻15克,穿山甲珠12克,焦山楂30克,焦麦芽30克,焦神曲30克,桑枝10克,木瓜10克,鸡血藤15克,甘草6克。

服药期间为防耐药,服用1个月后,去穿山甲珠,加皂角刺、王不留行通络散结;去海藻,加昆布软坚散结;去鳖甲,加牡蛎滋阴益肾;去女贞子、枸杞子,加仙茅、淫羊藿益肾。桑枝、鸡血藤既可柔肝又可通络止痛,预防阿那曲唑引起的关节胀痛。

验案3

梁某,女,34岁。初诊2009年3月。

患者因右侧乳腺癌伴双肺转移、骨转移于2009年3月来诊。患者就诊时右侧乳房肿物隆起如菜花,硬如岩石,色暗红、破溃、血性渗出物,疼痛,咳嗽,右上肢肿胀,活动受限,纳食可,二便调。锁骨上、腋下淋巴结肿大融合质硬,舌淡、苔薄白,脉沉。穿刺病理:浸润性导管癌。胸部CT:肺转移,癌性淋巴管炎。肩关节X线片示:右肱骨上段骨质破坏。辨证为热毒瘀结。治疗以仙方活命饮加减治疗,外以生肌玉红膏和凡诺利隔日交替换药,同时口服西黄解毒胶囊。

处方:柴胡9克,白芍9克,金银花5克,白芷9克,陈皮9克,羌活9克,穿山甲珠12克,天花粉12克,皂角刺12克,赤芍12克,防风9克,黄芪30克,白术15克,山药15克,蒲公英15克,海藻15克,全蝎5克,续断9克,威灵仙12克,浙贝母15克,山慈菇12克,鹿角霜12克,焦山楂30克,焦麦芽30克,焦神曲30克。

治疗1周后患者自觉肿物渗出减少,疼痛较前减轻。考虑到患者年纪较轻、病情凶险,朴老师建议患者以TAC方案化疗。因化疗方案有很强的骨髓抑制,故化疗期间以益气养血为主。

处方:黄芪30克,白术15克,茯苓15克,柴胡9克,白芍9克,阿胶珠15克,鸡血藤15克,陈皮10克,山药15克,鹿角胶9克,枸杞子15克,女贞子15克,焦山楂10克,焦槟榔10克,甘草6克,野菊花10克,藿香9克,紫苏梗9克。

益气养血的同时酌加理气疏肝的药柴胡、紫苏梗、藿香,一防药物滋腻,一为肝经引经药。

目前患者治疗非常顺利,肿瘤明显缩小,精神状态良好。

【诊疗心法要点】朴炳奎先生认为乳房为"宗经之所",与肝、脾、肾三脏及冲任二脉关系密切。乳腺癌的发生发展与肝郁、脾虚、肾亏、冲任失调密切相关,病理因素主要为气滞痰瘀互结成毒。朴老师强调辨证论治,辨证论治应当包括辨病因、辨病位、辨病机、辨证候、辨病、辨治法方药等数种内容,在肿瘤方面尤其需强调辨证候与辨病的结合。辨病是辨基本矛盾,辨证候是辨从属于基本矛盾的各类矛盾,中西医理论两相参照,了解疾病之基本矛盾,注意基本矛盾之处理。辨证加减一方面兼顾其他从属矛盾,一方面也为了基本矛盾之处理。具体到乳腺癌辨病,始终不离肝、脾、肾三脏。或疏肝或清肝,或健脾,或补肾阴,或补肾气等。

朴老师在治疗乳腺癌时,扶正祛邪并用,只是不同的患者、治疗的不同时期,二者的侧重点不同。验案1患者年高体弱,病情相对和缓,此时扶正祛邪并重;验案2患者病情较重,但在化疗时以扶正为主,保骨髓、保脾胃,祛邪中药比例很低;验案3患者年轻、病重、体质好,治疗时祛邪抗癌药的比重高于扶正药。以黄芪、白术、山药、女贞子、枸杞子补肾益肝,尤重黄芪。祛邪包括通络散结、清热

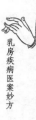

解毒、活血化瘀等法,常用山慈菇、白花蛇舌草、全蝎、海藻、穿山甲珠、浙贝母等药。标本兼顾是指在治疗乳腺癌本病的同时兼顾症状的改善,如前两例病案以桑枝、木瓜、络石藤、鸡血藤等通络除痹之品。验案3患者上肢肿胀疼痛,配有羌活、威灵仙等通络散结、活血止痛之品,并佐以羌活发汗祛湿消肿。(卢雯平,朴炳奎 2010 年第7 期《中医杂志》)

刘尚义验案 1 则

验案

莫某,女,34 岁,中学教师,初诊 2002 年。

患者 2002 年行乳腺癌根治术并行放疗、化疗治疗数个疗程后前来就诊。就诊时症见:口干、咽干、脱发、面色苍白,抵抗力下降,舌质红无苔,脉弦数。辨为热毒伤阴。治疗先予养阴泄毒法。

处方:鳖甲 20 克,生地黄 20 克,五味子 10 克,玉竹 20 克,蒲公英 30 克,天冬 20 克,麦冬 20 克,贯众 20 克等。伴肝郁加佛手片 10 克,或加川楝子 10 克;伴瘀血加泽兰 20 克。在此基础上临证加减,每 15 ~ 20 天调整 1 次处方,阴液渐复后,口干、咽干等症状明显好转,舌苔渐复,改用扶正固本法。

处方:太子参 20 克,生地黄 20 克,熟地黄 20 克,阿胶 10 克,枣皮 20 克,贯众 20 克,半枝莲 15 克等,在此基础上临证加减。

患者坚持服药 3 年余,病情渐趋平稳,不适症状渐消,坚持工作至今未见复发和转移。

【诊疗心法要点】目前现代医学治疗乳腺癌的手段主要为手术、化疗、放疗,刘教授在此基础上采用中药辨治乳腺癌,多采用清热解毒、疏肝解郁化痰、活血化瘀、扶正固本等方法,以纠正体内的阴阳平衡,增强机体免疫功能,抑制肿瘤的生长,取得满意疗效。刘教授认为术前服用中药,可增强机体对手术的耐受性,扶正有助于祛邪;术后服用中药可减少术后放化疗出现的毒副反应,并可增加放化疗对癌细胞的抑制作用,减毒增效。

刘教授在治疗乳腺癌时,特别告诫患者要"忌口",他认为乳腺癌的发生和饮食关系密切,术后、放化疗后的患者,一定要忌口,诸如鸽子、鹌鹑、牛肉、羊肉、狗肉、公鸡、海鲜等,有动风化火、助湿生痰、诱发或加重疾病之虞。正如刘教授总结的"胃喜为补,适口者珍,天产为阳,助湿生痰,水产为阴,滋阴潜阳",诚为见道之言,乃指导乳腺癌患者食疗之金针。(孙波 2007 年第 7 期《河南中医》)

何任验案 1 则

验案

王某某,女,42 岁,教师,初诊 1990 年 9 月 5 日。

患者于 1988 年 12 月因患左侧乳腺癌在某肿瘤医院做手术切除并做附近淋巴清扫。术后 4 个月余,腋下发现 2 粒肿块,按之痛,右乳有 4～5 个粒肿,左颈侧有 1 个 2.5 厘米大小的肿块。精神紧张,前来诊治。诊时,其颈部、腋下、右乳肿块,质地硬,按之痛。寐差,疲乏,背、肩胛尖作痛,面色萎黄,苔薄、舌暗,脉细。诊为正气虚弱,邪毒内留。治宜扶正祛邪,消肿散结。

处方:党参 5 克,黄芪 15 克,藤梨根 30 克,七叶一枝花 18 克,蒲公英 30 克,青橘叶 20 克,王不留行 12 克,郁金 9 克,薏苡仁 60 克(另煮成粥状空腹服食),延胡索 12 克。

二诊(1990 年 10 月 10 日):上药连服 21 剂,腋下、右乳肿块有所缩小,痛亦有减轻。原方再服。

三诊(1990 年 11 月 14 日):药后腋下、颈部及右乳肿块缩小较明显,疼痛消失,按之活动,精神渐振,夜寐亦渐安。

上方去延胡索,加天冬 20 克。续服。

四诊(1991 年 5 月 8 日):右乳及腋下肿块消失,左颈部肿块已缩小至黄豆大小,体力基本恢复。经胸部 X 线拍片及 CT 等复查,未见异殊。

后以上方略作加减,调治近年,颈部肿块消失,余均正常。为巩固疗效,仍嘱坚持服药,经多次胸部 X 线及 CT 等复查均示正常。遂于 1993 年 6 月初,上班恢复工作。追访至今,康复稳好。

【诊疗心法要点】何任先生认为,尽管肿瘤的成因极为复杂,很多因素可以致癌,但根本还是"邪之所凑,其气必虚"。患者的体质及脏腑经络等因虚而使癌邪毒聚,造成气化紊乱,诸证迭起。因此,治疗癌肿的原则,还是"扶正祛邪"。扶正是主要的、持续的,目的在于尽量调动人体本身的免疫功能。该案患者手术后,正气已亏虚,邪毒未消尽,滞留而复发。对此,治疗宜扶正祛邪并适时随证加减,故方用党参、黄芪等,益气滋阴以扶正固本;用七叶一枝花、藤梨根、蒲公英等清热解毒,消肿散结,以祛邪抗癌。(《何任临床经验辑要》)

李济仁验案 2 则

验案 1

史某,女,47 岁,纺织工人。初诊 1988 年 3 月 5 日。

患者左乳腺癌于 1987 年 10 月 9 日行根治术。术后放疗 3 个月,半年后,又发现左腋下有棋子般大小肿块,经检查确诊为乳腺癌转移,遂行二次手术。刀口边缘疼痛,形容日渐消瘦,肤黄憔悴,神困肢软,纳谷寡味,夜不安寐,自认为乳腺癌难愈之症,故而忧虑万分。血象检查各项指标均低于正常,舌质淡、苔白腻,脉濡细。中医诊断:乳岩(气血双亏型)。治宜益气养血,固正和营。

处方:太子参 15 克,黄芪 20 克,炒白芍 15 克,怀山药 15 克,黄精 15 克,焦山楂 15 克,焦麦芽 15 克,焦神曲 15 克,丹参 15 克,当归 15 克,绞股蓝 20 克,无花果 15 克,川芎 9 克。

二诊:疼痛减轻,纳食渐增,此为佳象,嘱其放宽怀抱,怡养性情,庶可根治,上方加半枝莲、半边莲各 15 克以清热解毒,防患未然。

三诊:心胸稍安,肤色转润,但神倦乏力,正气尚未痊复,再宗前法加减。去丹参,加肥玉竹 12 克、鸡血藤 15 克、活血藤 15 克养阴补血。另增加五加参,益气扶正。

四诊:迭进前法,颇合病机,刀口边缘疼痛止,精神渐复,胃纳亦佳,腻苔已除,近日复感外邪,鼻塞、咳嗽、恶寒发热,大便解而复秘,此正馁邪袭,液耗肠燥之故,宗前法增固正润肠之品图之。去焦山楂、焦麦芽、焦神曲、黄精,加生何首乌 15 克、全栝楼 12 克,另增服感冒退热冲剂以祛外邪。

五诊:乳腺癌术后调治 5 月有余,基本趋于痊愈,血象检查,白细胞 4×10^9/升,红细胞 4.2×10^{12}/升,趋于正常。因体质虚弱,易觉疲乏,幸饮食已达正常,再予前法服药 15 剂,以调理善后。

【诊疗心法要点】患者屡经手术、放疗,耗伤正气,故首诊即投益气养血、固正和营之品而获效,方中所选黄芪、当归、绞股蓝、无花果能益气补血,半枝莲、半边莲二药相伍,清热解毒之力尤显,有抗癌作用。(《济仁医录》)

验案 2

张某,女,45 岁,工人,初诊 1995 年 11 月 20 日。

患者曾于 1993 年 10 月发现左乳房上方肿块,在本院做病理活检,诊断为乳腺癌。同年 11 月行左乳腺癌根治术,术后放疗 2 年余,近月来,旧恙复萌,症见手术部位疼痛,伴恶心呕吐,食欲不振,神疲乏力,大便不畅,干燥难解,触其胸部仍有肿块,坚硬拒按。舌质偏暗、苔黄腻,脉弦滑。证属气郁痰凝,脉络瘀阻。治以理气降逆、化痰软坚、解毒抗癌之法。

处方:①旋覆梗、陈皮、桔梗、姜竹茹、法半夏、赤芍、川楝子、延胡索各 10 克,代赭石 20 克(杵,先煎),夏枯草、蒲公英、海藻、牡蛎各 15 克,白花蛇舌草 30 克,龙葵 20 克。水煎服,每日 1 剂。②夏枯草、蒲公英、海藻、牡蛎、当归、丹参、山慈菇各 15 克,陈皮、桔梗、法半夏、赤芍、延胡索、川楝子、贝母、三棱、莪术各 9 克,白花蛇舌草 30 克,龙葵、全栝楼、王不留行各 15 克。水煎服,每日 1 剂。

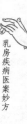

二诊:一方服药 7 剂后,诸证减轻,恶心呕吐已止,纳食已思,手术部位时隐痛。遂服二方,增软坚散结之功。

三诊:服二方半月余,诸证明显减轻,疼痛止,肿块已软,苔亦退。续服二方。

四诊:按前方意,继续辨治 3 月余,肿块全消,无其他不适之症。恢复工作,治疗存活 7 年余,现仍健在。

【诊疗心法要点】本案为乳腺癌根治术加放疗后复发,伴恶心呕吐,食欲不振,神疲乏力,大便不畅,干燥难解,故治疗上首方用旋覆代赭合温胆汤加减,以和胃降逆为主,先治其标;而二方去旋覆梗、代赭石,加山慈菇、贝母、全栝楼以增加化痰散结之力,三棱、莪术、当归、赤芍、丹参、王不留行以破气化瘀。(《中国百年百名中医临床家丛书·李济仁》)

颜德馨验案 1 则

验案

吴某,女,42 岁。

患者乳腺癌,3 年中 2 次手术,第 2 次手术时发现已有转移,做姑息性手术后,给予放射治疗,白细胞长期降低在 2×10^9/升左右,每次月经来潮如崩,甚则休克,故经来时曾多次住院抢救。检查:白细胞 2.4×10^9/升,红细胞 2.4×10^{12}/升。初诊:乳腺癌术后,疤痕边缘肿硬,按之作痛,面色不华,颈项淋巴结磊磊,脉细芤,舌淡红少苔。乳房为血海之乡,肝阳偏旺,气郁化火,湿瘀热毒阻络,血热妄行,故经来如崩。拟扶正清肝,化瘀败毒。

处方:生黄芪 30 克,金银花 15 克,半枝莲 30 克,当归 6 克,生何首乌 12 克,赤芍 9 克,白芍 9 克,夏枯草 15 克,煅牡蛎 24 克,蒲公英 30 克,炙甘草 6 克,大生地黄 15 克,金橘叶 9 克。14 剂。

二诊:药后无不适,脉小数,舌苔薄净,为防血崩,再取化瘀安络。

处方：同上方加蒲黄 12 克、三七粉 3 克（另吞）；当归、金银花、大生地黄、赤芍改炒。7 剂。

三诊：经来 4 天即净，量中，无以往之苦，脉小数，舌苔薄净，湿瘀热毒尚未化除，仍取前义，以肃余氛。继续服初诊之方。

每次月经前服二诊处方 7 剂，血崩即安。以后即坚持服初诊处方加白花蛇舌草、石见穿、白英，每日 1 剂。

随访 2 年，月经正常，白细胞维持在 4×10^9/升左右，经我院肿瘤科随访 8 年无复发现象，健康如常人。

【诊疗心法要点】验案以当归补血汤益气养血扶本，赤芍、煅牡蛎活血软坚，结合白花蛇舌草、石见穿、白英控制癌症转移；半枝莲、金银花、蒲公英清火泻热，金橘叶疏肝理气，引经而折其余，经前加服活血止血之味，而非见血止血，此方提示对防止癌症转移有一定作用。（《中华名中医治病囊秘·颜德馨卷》）

裴正学验案 1 则

验案

某女，44 岁，汉族，初诊 2012 年 9 月。

患者 2009 年 5 月因右侧乳腺包块，于 2009 年 6 月行"右乳区段切除术，右乳癌改良根治术"，术后病理：右侧乳腺浸润性导管癌，同侧腋窝淋巴结转移 2/13；免疫组化：ER（＋＋＋），PR（＋＋＋）。术后行 6 个疗程 TAC（紫杉醇＋阿霉素＋环磷酰胺）全身化疗及右乳足疗程放疗。疗后行内分泌治疗：枸橼酸托瑞米芬 60 毫克，1 次/天，口服。2011 年 7 月出现右侧上肢肿胀麻木，呈进行性加重，加强活动后不见缓解，2012 年 9 月就诊于我处。症见：右上肢沉重麻木，肿胀，近腋下部位硬肿，肩关节不能活动，功能障碍，手掌发麻疼痛，头颈部汗出，形体偏胖，舌质红、舌体胖大、边有齿痕、苔薄白，脉沉滑。查体：右/左上肢肘上 10 厘米处周径 37/30 厘米，皮肤硬而韧，肿胀波及整个上肢，皮肤无溃破，无红肿，肩关节水平外展及向上外展严重受限。中医辨证为脾虚湿蕴，痰湿阻络。治宜健脾化痰，温经通络，活血利水。

处方：党参15克，白术10克，茯苓10克，制半夏10克，陈皮10克，甘草5克，枳壳10克，生姜10克，芒硝10克（冲服），制乳香6克，制没药6克，川乌15克（先煎1小时），草乌15克（先煎1小时），细辛15克（先煎1小时），马钱子1个（油炸）。15剂，水煎分服，每日2次。古圣Ⅱ胶囊2粒，每日2次，口服。嘱患者抬高患肢，促进淋巴回流。

半月后再诊，患肢肿胀明显减轻，右/左侧上肢肘上10厘米处周径33/30厘米，手掌麻木疼痛缓解，前臂可适度抬起，治疗有效，效不更方，古圣Ⅱ胶囊减量为1粒，每日2次，口服。再服药1个月，患肢肿胀基本消失，功能恢复，随诊半年，病情稳定，未见复发。

【诊疗心法要点】乳腺癌治疗后患侧上肢淋巴水肿是乳腺癌术后最常见、最难处理的并发症，水肿一旦发生往往不断加重并引起上肢感觉运动障碍，反复感染，甚至残疾。由于女性患者上肢淋巴系统交通支少、变异小，通过其他分支代偿能力弱，成为发生淋巴水肿的解剖基础。其发展过程为淋巴液回流不畅，组织蛋白质浓度增高，渗透压增高，血管内液体进入组织，发生水肿。淋巴管不断扩张，内皮间隙逐渐增大，其阀门功能破坏，淋巴液回流进一步下降。如早期未能祛除病因，消除水肿，高渗液长期刺激，周围组织成纤维细胞增殖，胶原蛋白沉积，纤维化加重，淋巴回流受阻加重，水肿进一步加重且难以恢复，后期出现皮肤营养不良、感染等促进瘢痕增生，形成恶性循环。

在治疗上，目前尚无理想的治疗药物，常用的处理方法有：抬高患肢、按摩、压迫肢体、微波照射、服用利尿药物等，但只对预防淋巴水肿的形成和轻度淋巴水肿有一定疗效，而重度水肿由于发生了明显的皮下纤维化，其治疗效果不理想。

本案从痰湿入手，应用古方指迷茯苓丸（汤）加减配合自制古圣Ⅱ胶囊，疗效满意。指迷茯苓丸出自《全生指迷方》，主治中脘停痰，举臂艰难，或肩背酸痛，脉沉细，及产后作喘，四肢浮肿等症。古圣

Ⅱ胶囊系裴正学自创名方,由明矾、火硝、微量速尿、氨苯蝶啶共研为末,装入胶囊而成。(倪红,蔡正良 2013 年第 2 期《西部中医药》)

王灿晖验案 1 则

验案

宋某,女,41 岁,初诊 2012 年 5 月 23 日。

患者右乳腺癌术后 4 个月,乏力,右上肢活动受限,食欲正常,舌苔薄白、舌质红嫩,脉细。2012 年 1 月在某医院被诊断为右乳癌,行"右乳癌改良根治术",病理为"右乳浸润性导管癌,1.6 厘米 × 1.2 厘米,腋窝淋巴结转移",免疫组化:ER(+ +),PR(+ +),Her2(-)。TE 方案化疗 6 次。血常规:白细胞 3.4×10^9/升。概括病机为:热瘀搏结乳房,形成瘕积,术后血脉循行不畅,气血亏损。

处方:黄芪 20 克,猪苓 15 克,莪术 10 克,半枝莲 30 克,海藻 12 克,生茜草 12 克,龙葵 10 克,牡丹皮 10 克,鸡血藤 15 克,炙全蝎 5 克,丹参 12 克,生薏苡仁 20 克。20 剂。

二诊(2012 年 7 月 30 日):乏力好转,右上肢仍难上举,饮食、二便正常,舌红嫩。

处方:黄芪 20 克,猪苓 20 克,半枝莲 30 克,鸡血藤 15 克,莪术 10 克,炙全蝎 5 克,片姜黄 10 克,夏枯草 10 克,香附 10 克,青皮 10 克,天麻 10 克,伸筋草 10 克。14 剂。

三诊(2012 年 8 月 15 日):举臂症状好转,夜寐欠香,舌嫩,脉细。

处方:黄芪 20 克,生地黄 15 克,炙全蝎 5 克,灵芝 10 克,牡丹皮 10 克,生薏苡仁 20 克,猪苓 15 克,莪术 10 克,三七 5 克,丹参 12 克,当归 10 克,酸枣仁 20 克,墨旱莲 12 克,仙鹤草 20 克。14 剂。

后复查 B 超示:左侧乳腺无明显占位性异常。血常规正常。原方出入调治至今,症情基本稳定,自觉无明显不适。

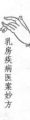

【诊疗心法要点】王灿晖先生认为肿瘤的病理以血瘀、热毒、痰结、气滞为标,正气亏虚为本。中医辨证调治,应当注重提高机体防御功能,减轻手术创伤所致的生理功能紊乱和放、化疗之毒副作用,稳定病情。本验案益气扶正以黄芪、猪苓、灵芝为主;祛邪分为清热解毒和活血化瘀,半枝莲、生薏苡仁、龙葵等解毒抗癌,莪术、海藻化瘀消痰散结,炙全蝎、牡丹皮、丹参、鸡血藤、片姜黄、伸筋草等活血通络。(张荣春,刘涛2014年第2期《南京中医药大学学报》)

乳岩妙方

朴炳奎验方1则

验方:四逆六君调冲汤

【药物组成】柴胡10克,白芍12克,枳壳10克,生黄芪30克,生白术15克,茯苓15克,陈皮10克,半夏9克,炒山楂30克,炒麦芽30克,炒神曲30克,生地黄15克,枸杞子15克,淫羊藿15克,莪术10克,土茯苓20克,白花蛇舌草15克,甘草6克。

【主治】乳腺癌。

【方义】方中四逆散具有疏肝理脾、透邪解郁之功,柴胡疏肝解郁,调畅气机,透邪外出,治在气分;白芍滋阴养血,柔肝缓急,治在血分,其与柴胡同用,尚可敛阴和阳,条达肝气,使柴胡升散行气而无耗伤阴血之弊,并可藉其酸敛之性,收脾气之散乱、肝气之横逆,同为理肝之用;枳壳行气消痞,理脾导滞,与柴胡相合,一升一降,可加强疏肝理气调中之力;甘草益气扶正,调和药性,且白芍、甘草相伍酸甘化阴,以生津血,润滑降泄郁结,宣畅道路,又可缓急止痛,用治乳腺癌正中病情。方中六君子汤是临床常用的健脾益气、燥湿化痰主方,肿瘤患者往往呈现脾胃亏虚状态,水谷精微不化,痰湿内生,故用生白术苦温燥脾益气化痰,土茯苓甘淡健脾、补气利湿;甘草甘平和中益土,常加黄芪,增强行气之力,补而不滞,再加陈皮、半夏理气散逆,燥湿除痰,对于乳腺癌脾胃亏虚、痰湿内生之证疗效颇佳。

【加减应用】如肝气郁结较重,则加郁金、八月札行气疏肝;如脾胃虚弱明显,则加太子参、山药、生薏苡仁、益智仁等健运脾胃,益气补中;如肾气肾精亏损较著,则加山茱萸、菟丝子、补骨脂、杜仲等补益肝肾,调补冲任;如见瘀热明显,则加当归、川芎、牡丹皮、赤芍、紫草、升麻等活血祛瘀,清热散结;如见痰湿壅盛,则加生薏苡仁、白豆蔻、桔梗、杏仁等健脾化湿,宣肺祛痰;如见阴虚内热,则去陈皮、半夏、黄芪、白术辛温香燥之药,加重沙参、麦冬、石斛、五味子、百合、天冬等养阴生津之品。(王兵,侯炜,赵彪,等 2013 年第 8 期《环球中医药》)

李玉奇验方 1 则

验方:救逆饮子

【药物组成】茄花(秋后霜打的为最佳品)50 克,鹿角霜 25 克,橘叶 25 克,黄芪 25 克,柴胡 20 克,蒲公英 25 克,紫花地丁 20 克,桃仁 15 克,漏芦 10 克,甘草 20 克,白蔹 20 克,地榆 20 克,木香 10 克。

【主治】乳腺癌术后抗复发。

【功效】疏肝理气,消痛化腐。(《中国百年百名中医临床家丛书:李玉奇》)

陆德铭验方 1 则

验方:乳癌散结汤

【药物组成】生黄芪 30 克,党参 12 克,白术 9 克,淫羊藿 30 克,

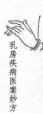

肉苁蓉 12 克,山茱萸 9 克,天冬 12 克,天花粉 15 克,枸杞子 12 克,女贞子 15 克,南沙参 15 克,白花蛇舌草 30 克,蛇莓 30 克,蛇六谷 30 克,石上柏 30 克,龙葵 30 克,半枝莲 30 克,山慈菇 15 克,莪术 30 克,露蜂房 12 克,海藻 30 克。

【用法】水煎服,每日 1 剂,早晚各服 1 次。

【主治】主治晚期转移性乳腺癌。

【功效】扶正祛邪,消癥散结。

【方义】方用生黄芪、党参、白术等以健脾益气,顾护后天;淫羊藿、肉苁蓉、山茱萸等温肾壮阳,固摄先天;以天冬、天花粉、南沙参、枸杞子、女贞子等滋阴润燥,气阴双补,脾肾兼顾,扶正固本;又以白花蛇舌草、蛇六谷、蛇莓、龙葵、石上柏、半枝莲等清热解毒药抗癌消癥;莪术、山慈菇、海藻、露蜂房等药以达活血化瘀、化痰散结的目的。诸药合用,共奏扶正祛邪、消癥散结之功。

【加减应用】转移入肺及胸膜、咳嗽、气急、胸闷、伴积液者,加葶苈子、莱菔子、紫苏子以肃肺降气平喘;转移入骨,疼痛彻夜难眠者,加炙乳香、炙没药、细辛、徐长卿以活血止痛,并加重补肾之品,以壮骨通阳;转移入肝,黄疸、呕恶、纳谷不馨者,加茵陈、垂盆草、炙鸡内金以利湿退黄;局部淋巴结转移者,则加用贝母、夏枯草、丹参等软坚散结;放、化疗反应严重,呕恶不止者,加姜半夏、姜竹茹、陈皮;夜寐不安,辗转反侧者,加合欢皮、酸枣仁、五味子;大便干结者,加生何首乌、枳实、郁李仁等;如见血虚者,加当归、川芎、白芍、制何首乌等养血生血;其舌质色红无苔或少苔,或中剥有裂痕者,应加大养阴药用量,甚者可加用龟板、鳖甲等血肉有情之品;舌质淡胖、边有齿痕者,多气虚、阳虚,宜益气温阳,加用补骨脂、巴戟肉、黄精等;舌苔厚腻者,多为放、化疗后引起的胃肠功能紊乱,宜健脾和胃,可选用二陈汤。(《国家级名医秘验方》)

乳　癖

　　乳癖是乳腺组织的既非炎症也非肿瘤的良性增生性疾病,相当于西医的乳腺增生病,是乳腺实质的良性增生,其病理形态复杂,增生可发生于腺管周围并伴有大小不等的囊肿形成,或腺管内表现为不同程度的乳头状增生,伴乳管囊性扩张,也有发生于小叶实质者,主要为乳管及腺泡上皮增生。

　　其病因主要是由于体内女性激素代谢障碍,尤其是雌、孕激素比例失调,使乳腺实质增生过度和复旧不全。

　　其突出的表现是乳房胀痛和肿块,特点是部分患者具有周期性,疼痛和月经周期有关,往往在月经前疼痛加重,月经来潮后减轻或消失,有时整个月经周期都有疼痛,体检发现一侧或双侧乳腺有弥漫性增厚,可局限于乳腺的一部分,也可分散于整个乳腺。

　　中医认为,乳癖多由于情志不遂,郁怒伤肝,肝郁气滞,气血凝结乳络,或思虑伤脾,脾失健运,痰湿内生,气滞痰凝,瘀血凝结形成肿块,或因冲任失调,使气血凝滞,或阳虚痰湿内结,经脉阻塞而致乳房结块、疼痛、月经不调。

乳癖医案

陆德铭验案 3 则

验案 1

　　某女,34 岁,初诊 1996 年 7 月 12 日。

　　患者两乳房胀痛 8 年,经前尤甚,经后减轻,曾服逍遥丸、小金

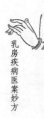

丹等无效。目前，乳房疼痛较剧，与月经无明显关系。月经前期检查，见两乳房各象限扪及结节状肿块百余个，质中，部分偏硬，推之活动，触痛明显。肿块与皮肤均无粘连，两腋下未及肿大淋巴结，舌暗红、边有瘀滞、苔薄白，脉濡。证属冲任失调，肝郁气滞。治宜调摄冲任，疏肝活血，化痰软坚。

处方：仙茅9克，淫羊藿30克，肉苁蓉12克，鹿角片12克（先煎），山慈菇15克，海藻30克，三棱15克，莪术30克，穿山甲片15克，制香附9克，益母草30克，当归12克，泽兰9克，延胡索12克。14剂。

二诊：投药2周，乳房疼痛明显减轻，肿块变软，苔薄、质偏红，脉濡，治守原意，前法踵进。又服药3月，增加八月札、柴胡、桃仁、红花、丹参。

三诊：乳房疼痛消失，两乳肿块消之七八，唯两乳房外上象限尚可扪及颗粒状肿块，质软。月经正常，但口干，大便干结，3日1行，舌偏红、苔薄，脉濡。治宗原意，稍有出，减辛热之仙茅，加生地黄、玄参、天冬、知母、火麻仁、郁李仁。再服药2个月，诸证俱消，乳房肿块消失，临床治愈。

1年后随访，述停药后至今，经前乳房无胀痛，月经正常。

【诊疗心法要点】乳腺增生病属中医"乳癖"范畴，陆德铭教授认为，乳腺增生病患者若先天肾气不足或者后天劳损伤肾，肾气虚衰，不能充盈冲任二脉，则冲任无以上滋乳房，乳络凝滞闭阻，气血壅滞结聚成核，而经络阻滞又影响肝气疏泄条达，导致肝气郁结，若忧思恼怒，抑郁寡欢，肝气不舒，疏泄失常，不仅可因气滞而致血瘀，瘀阻乳腺而成肿块，而且肝之疏泄失常也可影响冲任气血的条达。因此，冲任失调和肝气郁结在乳腺增生病的发病过程中可认为是两个互为因果的方面。冲任失调，肝气郁结，两者最终皆可影响以肾为中心的肾－天癸－冲任性轴的功能。

陆师根据调摄冲任的法则，选用仙茅、淫羊藿、肉苁蓉、鹿角片等药，温育肾阳，调补精血，充盈冲任；香附、延胡索、八月札等疏肝解郁；更配合三棱、莪术、桃仁、泽兰、丹参等活血化瘀，共奏疏肝活血之效。各药物配伍,可使冲任、血海充盈,气血调顺,肝气疏畅条达,血行畅通,从而达到治疗的目的。(吴菊生2005年第3期《中医文献杂志》)

验案2

周某,女,30岁,初诊1992年5月10日。

患者两乳房胀痛1年余,经前、过劳后尤甚,曾服小金丹、天冬素片等疗效不显。患者素有口腔黏膜溃疡反复发作史,月经正常,无乳癌家族史。检查双乳房外上象限扪及数十个片块状及颗粒状结块,质中,表面光滑,边界清楚,触痛明显,推之活动,肿块与皮肤均无粘连,两腋下无肿大淋巴结可及。舌红、边瘀暗、苔薄,脉濡。证属冲任失调,气滞血瘀,阴虚火旺。治宜调摄冲任,疏肝活血,滋阴降火。

处方:柴胡、当归、桃仁、制香附各9克,肉苁蓉、生地黄、熟地黄、知母、郁金、天冬各12克,赤芍、淫羊藿各15克,莪术、生何首乌各30克。

二诊:服药1个月,乳房胀痛明显减轻,肿块变软,口腔溃疡未发,舌偏红、苔薄,脉濡。治宗原意,稍有出入。

处方:柴胡、知母各9克,当归、赤芍、肉苁蓉、天冬、玄参、郁金、延胡索各12克,淫羊藿、莪术、生何首乌、海藻、生山楂各30克,桃仁15克。

服上方3个月,增加益母草、白花蛇舌草、夜交藤。乳房疼痛消失,乳房肿块消失,口腔黏膜溃疡亦未发作。

验案3

刘某,女,45岁,初诊1992年1月6日。

患者6年前行左乳腺癌根治术,近1月来右乳房疼痛,经前痛甚,经后缓解。检查见右乳外上象限扪及多个颗粒状及片块状肿块,质中,表面光滑,边界欠清,活动,按之疼痛,肿块与皮肤均无粘连,右腋下无肿大淋巴结触及。舌淡、边有齿痕、苔薄,脉细。证属术后气血不足,冲任失调。治宜益气养血,调摄冲任。

处方:黄芪、淫羊藿、海藻、生何首乌、莪术各30克,党参、白术、茯苓、丹参、广郁金、锁阳各12克,仙茅、桃仁各15克,制香附9克。

二诊:服药1个月后,乳房疼痛明显减轻,又服2个月,乳房疼痛消失,乳房肿块尚未全消。

再服2个月,乳房肿块全消,乳房疼痛未发。

【诊疗心法要点】陆师认为,调摄冲任治乳腺增生病,可调整内分泌紊乱,从根本上防止并扭转乳腺增生病的发生发展,既治疗了乳腺增生病,又预防乳腺癌发生。

陆师治疗乳腺增生病,十分重视补肾助阳,调补冲任,制方用药最重温阳,常用仙茅、淫羊藿、肉苁蓉、鹿角片、锁阳等。从治本着手,不仅乳癖肿痛可消,而且月经不调、肾虚诸证亦减轻或消失。陆师强调,肝气郁结,痰瘀凝滞虽为发病之标,然标本之间是相互影响和作用的,治标可以顾本。故在治疗中亦十分重视疏肝理气、和营活血、化痰软坚在治疗乳癖肿消痛止中的作用。常选柴胡、八月札、川楝子等疏肝理气,三棱、莪术、桃仁、泽兰等和营活血,又常伍以制香附、延胡索、郁金等活血理气止痛之品,在疏肝活血同时每配合海藻、牡蛎、贝母等化痰软坚之品。诸药合用,常使肿痛消于无形。充分体现了陆师整体与局部兼顾,辨病与辨证结合,治标与治本相结合的学术思想。

陆师融通中西,遣方用药别具一格,在中医学辨证论治前提下,根据现代药理学成就灵活选用药物,常可提高疗效。如补肾助阳药有激素样作用,能提高细胞期雌激素分泌;和营活血药可改善局部血循环,抑制组织内单胺氧化酶活力,抑制胶原纤维合成,提高免疫功能;生山楂、生麦芽可抑制催乳素的分泌;海藻、昆布可改善黄体功能;生何首乌抑制单胺氧化酶活力;桃仁、丹参抗组织纤维化形成;淫羊藿、补骨脂、桃仁、莪术、锁阳等抗癌。

验案2、验案3中,陆师按上法辨证论治而获良效。(阙华发1994年第11期《新中医》)

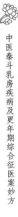
夏桂成验案1则

验案

秦某,女,36岁,会计,初诊2004年11月。

患者两乳胀痛渐重2年,乳房胀痛尤以经前期为甚,伴有胸闷烦躁,肋胁作胀,腹胀腰酸。月经史:14岁,3/26～27天,量偏少,色紫红,有血块,经行第1天腹痛;生育史:1-0-1-1;B超示:双乳腺结节状增生。刻下经周第23天,乳房胀痛难忍,伴有胸闷烦躁,肋胁作胀,腹胀腰酸,寐欠安,纳可,小便调,大便艰行,舌淡、苔腻,脉弦细。治宜补肾助阳,疏肝理气。方取右归饮合越鞠丸加减主之。

处方:当归10克,赤芍10克,白芍10克,山药10克,干地黄10克,牡丹皮10克,茯苓10克,鹿角片12克,五灵脂10克,绿萼梅6克,制香附10克,川续断10克,钩藤12克,青皮10克。5剂,每日1剂,水煎服,每日服2次。

二诊:患者诉服上药乳痛缓解,大便调,仍眠差,适值月经来潮,治宜疏肝调经。方取越鞠丸合通瘀煎加减。

处方:制香附10克,制苍术10克,茯苓10克,丹参10克,五灵脂10克,生山楂10克,益母草10克,桃仁10克,红花5克,合欢皮10克,龙胆草15克,川牛膝10克。3剂。

三诊:患者诉诸证改善,转从经后期论治,以滋阴养血为主,方取二至地黄丸加减。

处方:女贞子12克,墨旱莲12克,山药10克,干地黄10克,牡丹皮10克,茯苓10克,山茱萸9克,川续断10克,桑寄生12克,钩藤12克,青皮10克,绿萼梅6克。7剂。

四诊:服上药后患者诉带下增多,呈拉丝状,给其补肾促排卵汤,同时适当加入调理脾胃之品。

处方:紫丹参、赤芍、白芍、山药、山茱萸、牡丹皮、茯苓、川续断、菟丝子、鹿角片、五灵脂各 10 克,广木香 9 克,红花、荆芥各 6 克。7 剂。

如此调治 3 个月后,疼痛大有缓解,患者诉唯经前略乳胀,目前尚在调理中。

【诊疗心法要点】乳房不仅是女性最显著的第二性征,也是广义生殖系统中的一个组成部分,乳房的发育、成熟、稳定、衰退、萎缩,虽然与肾、肝、胃及冲任等脏腑经络有关,但主要是与肾气、天癸有关,与天癸中的阴阳消长转化的节律运动有关。夏教授认为乳癖之症发于外而根于内,与肾阴阳消长转化之不足有关,即肾虚偏阳,阳长不及,阳不能助肝脾气血以运转、以疏发而致肝郁脾虚,乳层的气血失调,气血不畅,痰湿凝滞,与血瘀蕴结而成斯候。故临证遵循治病求本原则,以补肾调周法为根本治法,把女性的一个月经周期分为 4 个阶段:经后卵泡期、经间排卵期、经前黄体期、行经期,依据各个阶段阴阳消长转化的特点制定相应的治疗措施,并佐以疏肝理气、和营活血、化痰软坚等法,常应手辄效。夏教授还认为乳癖的形成与发展,与心肝的关系也很密切,所以在运用调周法的同时兼顾肝及心。如上述病案中佐以钩藤、青皮、绿萼梅、制香附等,获效更佳。(景彦林,罗雪,戴慎 2005 年第 7 期《中医药导报》)

郭诚杰验案 3 则

验案 1

刘某,女,40 岁,教师,初诊 1976 年。

患者右乳房胀痛 2 天,平时上腹部胀痛,别无不适,疑乳腺癌就诊。检查:体胖精神佳,舌质红、苔薄白。双乳对称,乳头、乳晕及皮色无异常,乳头无溢液。平脉,右乳房外上方象限扪及 2 厘米×1 厘米条索状包块,压痛。肝脾肋下未触及。辨证属肝气郁结,肝气横逆克脾型。辨病:乳腺增生病。治宜疏肝理气和胃。

治疗:取穴天宗、行间、合谷,均为双侧。刺法平补平泻,留针 15 分钟,留针期间行针 2 次。

二诊：3 日后，右乳腺包块明显变软缩小，胀痛减轻。腹胀数月，服中药 20 余剂无效，针刺 2 次后却使腹胀显著减轻，继针上穴。

三诊（1976 年 6 月 22 日）：自述乳疼痛消失，但腹胀未愈，扪及右乳包块缩小如黄豆大，患者心情愉快，脉舌正常，上穴加中脘、足三里均双侧，以和中健胃消胀。

先后经 6 次治疗后，右侧乳房无任何自觉症状，扪及右乳包块消失，无压痛，只感腹部微胀，别无不适。继针合谷、足三里，近期治愈。（王亚渭 2009 年第 10 期《陕西中医》）

验案 2

李某，女，43 岁，浙江省桐乡市人，初诊 2011 年 11 月 1 日。

患者以"双乳疼痛 10 余年"为主诉。患者 10 年来双乳疼痛，以左侧为重，疼痛呈胀痛、刺痛及烧灼感，多在月经前 10 日疼痛加重，经后及经期时有疼痛，乳头有溢液。曾服用乳核散结片、乳癖消、平消片等药，曾病情好转，后又复发。月经经期 3 ~ 4 天，月经淋漓。自感疲乏无力，饮食可，口干、口苦，鼻子干涩，手心发热，睡眠欠佳，大便不佳，有痔疮病史。检查：精神可，舌淡、体胖、边有齿痕、苔黄少津，左脉细。经后 10 天，双乳对称，乳头乳晕色泽无异常，左乳头略下方可触及 0.5 厘米 × 0.8 厘米包块，质中，活动度可，有痛。左乳内近胸骨第 4 肋可触及扁豆样，质中包块，无压痛，活动度可；右乳未触及肿块，腋下未及淋巴结。双乳彩超：双侧乳腺囊性增生，双侧腋窝淋巴结可探及。辨证为肝气不舒，肝肾气阴两虚。辨病为乳癖。治宜疏肝理气，益气，滋肝肾之阴。

处方：①当归 15 克，白芍 15 克，川芎 9 克，生地黄 15 克，黄芪 20 克，太子参 25 克，香附 10 克，延胡索 10 克，蒲公英 30 克，金银花 15 克，肉苁蓉 15 克。5 剂，水煎服，每日 1 剂。②乳乐冲剂，冲服。③知柏地黄丸，乳痛消失后服用。

5 个月后患者电话复诊，回当地后服中药 5 剂，双乳烧灼感消失，继服乳乐冲剂及知柏地黄丸后，双乳痛消失。

验案3

陈某,女,河南驻马店人,初诊2012年3月27日。

患者以"双乳疼痛3年余"为主诉。患者3年来乳房疼痛因生气所诱发,经后3天至下次月经来持续性加重,呈胀痛灼热感、刺痛。月经周期正常,经来时伴有腹痛、腰痛。饮食、睡眠均可,大便时泻时结。伴有耳鸣,头部皮肤有麻木感。检查:精神可,舌质红、苔薄白,脉弦略数。经前2天,双乳对称,乳头乳晕乳房皮色无异常。可见乳房表层静脉曲张,右乳外上6厘米×6厘米,左乳内上6厘米×6厘米变硬腺体,有压痛。辨证为肝火旺盛。辨病:乳癖。治宜清肝火解肝郁,止痛散结。

针刺:胸组——屋翳、乳根、合谷、太冲;背组——肩井、天宗、肝俞、肾俞。针刺,两组穴位交替使用。

处方:当归15克,白芍10克,川芎15克,生地黄15克,柴胡10克,龙胆草9克,蒲公英30克,金银花15克,香附10克,延胡索10克。3剂,水煎服,日1剂。

二诊:共针3次及服中药8剂后,双乳烧灼感消失,但疼痛仍在,呈胀刺样疼痛,伴耳鸣,便溏。查:舌质淡红、无苔,脉弦缓。经前11天,双乳明显变软,双乳外上可触及3厘米×3厘米质中包块,有压痛。

治疗:取穴听会、外关、屋翳、乳根、三阴交;肩井、天宗、肝俞、翳风。电针,两组穴位交替使用。配以乳乐冲剂。

三诊:经针刺及服药,双乳仅呈现针刺样痛,无胀感,舌质淡红,苔薄黄,脉弦。查:经前9天,双乳对称,右乳外上可及3厘米×3厘米包块,左乳外上可及2.5厘米×2.5厘米包块,质略硬,无压痛。

治疗:①改为导入治疗;②继续服用乳乐冲剂;③导入后,屋翳皮内埋针。

四诊:经7次导入治疗,口服乳乐冲剂2袋,皮内埋针3次,正值经期,双乳无疼痛,脉弦,舌淡红、无苔。查:双乳松软,未触及肿块,无压痛。带乳乐冲剂4袋(月经干净后5天起服用),以巩固疗效。(刘娟,张卫华2013年第4期《陕西中医学院学报》)

【诊疗心法要点】郭诚杰先生擅长针药结合治疗乳癖,选穴上,病在肝,又累及脾,以疏肝健脾、畅阳明之气为主。验案3中第一组穴:屋翳、合谷、乳根,均双侧。第二组穴:天宗、肩井、肝俞,均双侧;若肝火旺去合谷,加太冲、侠溪;若肝郁加阳陵泉;若肝肾阴虚去肝俞,加肾俞、太溪;若气血双虚去肝俞、合谷,加脾俞、足三里;若月经不调加三阴交;若胸闷加外关。验案2和验案3乳房疼痛时出现乳房灼热感,经查无乳腺炎征象,因此治疗上采用蒲公英、金银花等清热之药泻热以治表,最终热去,乳房疼痛消失,乳癖得以治愈。

何任验案 1 则

验案

黄某,女,35 岁,初诊 1975 年 4 月 21 日。

患者两侧乳房胀痛有块样物已半载,疼痛甚,时有灼热感,右侧乳头较左侧为大,有黄色液汁外泄,近因人流未满月,以消解先进。

处方:蒲公英 30 克,露蜂房 9 克,连翘 12 克,皂角刺 4.5 克,金银花 12 克,郁金 6 克,鹿角霜 6 克,地骨皮 6 克,生甘草 9 克,橘核 12 克,橘叶 12 克,炒赤芍 6 克。5 剂,每日 1 剂,水煎服。

二诊(1975 年 5 月 1 日):药后乳房疼痛已解,灼热亦除,人流适满月,今汛行。以调经疏解为续。

处方:当归 12 克,蒲公英 15 克,连翘 9 克,川芎 4.5 克,赤芍 9 克,白芍 9 克,茺蔚子 9 克,郁金 6 克,橘核 12 克,橘叶 12 克,制香附 9 克,延胡索 9 克,川楝子 9 克,稽豆衣 15 克。5 剂,每日 1 剂,水煎服。

三诊(1975 年 5 月 11 日):汛已净,近日尚感乳房疼痛,左侧为甚,并偶有灼热,夜寐不安。

处方:蒲公英 24 克,皂角刺 4.5 克,连翘 9 克,鹿角霜 4.5 克,生甘草 6 克,金银花 9 克,露蜂房 9 克,赤芍 6 克,白芍 6 克,郁金 6 克,逍遥散 15 克(包煎),延胡索 9 克,橘核 12 克,橘叶 12 克。7 剂,

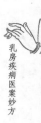

每日 1 剂,水煎服。

四诊(1975 年 5 月 20 日):乳房疼痛已消解,夜卧不能入睡,疲乏感已瘥。

处方:蒲公英 30 克,连翘 9 克,鹿角霜 4.5 克,北沙参 9 克,茯神 12 克,焦枣仁 12 克,生甘草 6 克,党参 9 克,金银花 9 克,穞豆衣 30 克,当归 9 克,生黄芪 12 克,赤芍 6 克,白芍 6 克,逍遥散 15 克(包煎),橘核 12 克,橘叶 12 克。7 剂,每日 1 剂,水煎服。

【诊疗心法要点】本例患者除乳房肿块、疼痛外,尚有灼热感,故方以连翘饮子加减,重用蒲公英以清热解毒,乳房胀痛、灼热感缓解后,又加逍遥散疏肝解郁,加党参、生黄芪、当归、赤芍、白芍补益气血,焦枣仁、茯神养心安神,是乳癖解除后的调理方。(《何任医案选》)

任继学验案 1 则

验案

某女,53 岁,初诊 2003 年 6 月 7 日。

患者因月经过多 1 年就诊,患者 1 年前出现月经量多,经期延长,遂就诊于某医院,诊断为多发性子宫肌瘤,曾服用中药治疗而无效。现症:月经量多,经期延长,心悸,乏力,手足心热,盗汗,夜寐多梦,舌淡红、苔薄白,脉弦滑数。诊断:多发性子宫肌瘤。治宜补气养血调经,凉血活血止血。

处方:生黄芪 20 克,当归 15 克,牡丹皮 10 克,生地黄炭 20 克,大黄炭 10 克,桂枝 15 克,茯苓 15 克,黑芝麻 15 克,苎麻根 20 克,益母草 10 克,莲房炭 15 克。水煎服。

二诊至三诊(2003 年 6 月 14 日~2003 年 6 月 21 日):药后乏力好转,心烦,舌红少苔,脉沉弦有力。此阶段治法不变,或加炒海螵蛸、荆芥炭以止血,或加阿胶、枸杞子以补血扶正。

四诊(2003 年 6 月 29 日):自初诊药后,月经至今未潮,体力增加,但胸闷,心悸,舌淡红、少苔,脉沉弦有力。

处方:制香附15克,岷当归15克,枳壳15克,桔梗10克,生地黄15克,茯神木15克,远志15克,大黄炭10克,炙黄芪15克,牡丹皮15克,贯众炭15克,龙眼肉10克。水煎服。

五诊(2003年7月5日):现为月经第3天,经血鲜红、量多,寐差多梦,舌红、少苔,脉沉弦。治以止血调经为主,佐以养心安神。

处方:制香附15克,炙黄芪15克,生地黄炭20克,黑芝麻20克,荆芥炭15克,岷当归15克,大黄炭15克,牡丹皮10克,炒海螵蛸10克,茯神10克,益母草15克。水煎服。

六诊(2003年7月26日):月经正常,仍胸闷,心悸,乏力,舌暗红、少苔,脉沉弦。

处方:岷当归15克,茯神15克,益母草15克,炙黄芪20克,麦冬20克,焦栀子5克,党参15克,大黄炭15克,白薇15克,枸杞子20克,牡丹皮15克,制香附15克,赤芍15克。水煎服。

以后直至10月,患者未再复诊。

七诊(2003年10月12日):现月经调,但双侧乳房胀痛,扣之有肿块,边界不清,质地中等,活动度好,乳头偶有少量黄色分泌物溢出,月经时乳胀加重。至我院外科检查,诊断为乳腺增生。舌红、苔白,脉沉弦有力。诊断:乳癖。治宜疏肝理气,活血化瘀散结。

处方:生鹿角20克,醋柴胡15克,栝楼15克,制香附15克,浙贝母15克,岷当归15克,忍冬藤30克,生牡蛎20克,乌梅3克,半枝莲15克,白花蛇舌草30克。水煎服。

八诊至十一诊(2013年10月19日~2013年11月16日):自觉肿块缩小,胀痛减轻,故效不更方。

十二诊(2003年11月30日):乳房肿块压痛明显,月经已2个月未行。舌红无苔,脉缓滑。

处方:岷当归15克,醋麻黄2克,熟地黄5克,白芥子10克,生鹿角30克,制香附15克,醋柴胡10克,地龙5克,土贝母5克,赤芍15克,栝楼15克,川芎5克,水煎服。

十三诊(2003年12月13日):疼痛好转,效不更方。

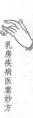

十四诊(2003年12月21日)：近日乳房较痛，肿块似有增大，手足心热，舌红少苔，脉沉弦而数。

处方：醋柴胡10克，三棱5克，莪术5克，醋香附15克，醋青皮15克，肉桂5克，海藻15克，生鹿角30克，岷当归15克，栝楼20克，生牡蛎20克，芙蓉叶15克。水煎服。

十五诊(2003年12月28日)：疼痛改善，舌淡红少苔，脉沉弦而数。上方加山慈菇15克，解毒化痰，散结消肿；加皂角刺5克以通乳络；加虫白蜡5克以定痛。

十六诊(2004年1月4日)：疼痛明显减轻，乳房结块亦有缩小，舌淡红少苔，脉沉弦而数。加白胶香5克，活血止痛解毒；加木鳖子1个(炮去油)以消肿止痛，解毒散瘀。

此患者又经3次诊治而肿消痛止，病愈。

【诊疗心法要点】本案患者病情复杂，当分阶段论治。

初诊：急则治其标，该患者月经过多虽由"多发性子宫肌瘤"所导致，但肌瘤并非一日所生成，亦非一日可消除，且其随着天癸的衰竭而有渐消缓散的趋势，故可暂时不予治疗，而以止血调经为要务。生黄芪、当归补气养血止血；生地黄炭、大黄炭、苎麻根、莲房炭凉血止血而不留瘀；桂枝、茯苓、牡丹皮三者伍用化裁于"桂枝茯苓丸"，取缓消癥块之义；益母草活血调经；黑芝麻补肝肾、益精血。全方以炭类止血见长，共奏调经止血之功。

二诊到四诊：患者冲任失调，肝气郁滞故胸闷；气血不足，血不养心故见心悸。制香附疏肝解郁而不耗气伤阴；枳壳、桔梗理气宽胸；炙黄芪、岷当归、生地黄、龙眼肉补气滋阴养血；茯神木、远志安神定悸；大黄炭、贯众炭、牡丹皮凉血止血而不留瘀。全方以理气扶正为主，兼以止血。

五诊到六诊：月经已正常，故以扶正为主，兼顾调经。方中岷当归、炙黄芪、党参、枸杞子益气养阴补血；茯神安神定悸；大剂麦冬滋阴复脉止悸；焦栀子、牡丹皮、赤芍、白薇、大黄炭泄血中伏火而止血；制香附理气解郁，益母草活血调经。诸药配伍，整体调理以善后。

七诊：女子乳头属肝，乳房属胃。肝失疏泄，气机郁滞，则乳房胀痛,甚至气滞血瘀形成肿块。若脾胃运化失司则痰浊内生,痰浊结于乳房胃络亦可致病。乳癖的形成与气滞、血瘀、痰凝皆有关系,故治疗要三者兼顾。方中生鹿角咸能入血软坚,温能通行散邪,是治疗乳癖不可或缺的圣药;醋柴胡、制香附疏肝解郁、散中有收;栝楼清热散结、活血消肿;忍冬藤清热、解毒、通络,"通经脉而调气血""专治痈疽";浙贝母、生牡蛎化痰软坚;半枝莲、白花蛇舌草解毒散结;乌梅酸敛而软坚;配伍岷当归养血活血,使化瘀而不伤正。

八诊到十二诊:乳房肿块压痛明显而局部皮色不变,是为阴证,脉缓滑为有痰有瘀之象,故取阳和汤化裁以温化痰凝、散瘀消滞。方中醋麻黄得熟地黄则通络而不发表,熟地黄得醋麻黄则补血而不腻膈,且麻黄醋制则散中有收;白芥子辛散,祛皮里膜外之痰;生鹿角温通软坚;阳和汤原方记载:"如治乳癖、乳岩,加土贝五钱",土贝母解毒散结,治疗乳癖功效显著。醋柴胡、制香附疏肝解郁,散中有收;栝楼清热散结,活血消肿;地龙、赤芍、川芎凉血散瘀,行气通络;岷当归养血。月经2个月未行似有绝经之兆,应顺其自然。

十三、十四诊:乳房疼痛又见加重,虽用十二诊方药温化痰凝、散瘀消滞亦未见好转,且肿块似有增大,此为顽痰瘀血,故以醋柴胡、醋香附、醋青皮疏肝破气,散中有收;三棱、莪术、岷当归破血逐瘀;海藻、生牡蛎化痰软坚散结;生鹿角温通软坚;栝楼清热散结、活血消肿;芙蓉叶解毒消肿止痛;稍佐肉桂温通血脉,通行药力。

十五、十六诊:此两次诊治皆以选用外科常用药而见长。如虫白蜡定痛效佳,白胶香活血止痛解毒。

《素问·上古天真论》指出:"女子……七七,任脉虚,太冲脉衰少,天癸竭",意即妇女49岁前后,肾精日渐亏虚,天癸日渐竭绝,冲任二脉气血不足而功能失调,气血瘀滞,上则蕴结于乳房胃络,乳络经脉阻塞不通,则乳房疼痛而结块;下则积聚于胞宫,胞脉阻滞而生积聚,瘀阻冲任,血失固摄,则月经紊乱而失调。本案所示之子宫肌瘤及乳腺增生均为更年期妇女常见疾病,其病机关键以冲任失调为本,案中补气养血调经、凉血活血止血、疏肝理气、化痰散结,各种治法,随证而处,不拘一格,尽可作为调理冲任之用,故而奏效。但由

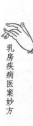

其乳癖的治疗过程亦可看出,该病缠绵反复,必须坚持治疗,方可收效。(刘艳华 2008 年第 8 期《时珍国医国药》)

班秀文验案 1 则

验案

某女,22 岁,未婚,初诊 1993 年 9 月 20 日。

患者 13 岁月经初潮,既往周期、色量基本正常,经期一般,经期无不适。但自 1992 年 5 月以来,月经开始紊乱,经行前期不定,量或多或少,色暗淡而夹血块。经将行少腹、小腹及乳房胀痛,以左侧乳房为剧,经行之后胀痛减轻,甚或不痛。1993 年以来,经行仍然紊乱,每次经将行则心烦易怒,夜寐不安,少腹、小腹及乳房胀痛剧烈,以左侧乳房为甚,经行之后则痛减。服中西药(药名不详),效果不满意。脉弦细,舌苔薄白、舌尖有瘀点。8 月经某医院检查诊为左侧乳房小叶增生。根据脉症及医院妇科检查资料,按照气滞血瘀引起的乳癖、月经不调、痛经论治,以疏肝解郁、行气化瘀之法治之。

处方:北柴胡 6 克,白芍 10 克,枳壳 10 克,香附 10 克,川芎 10克,当归 12 克,丹参 15 克,刺蒺藜 10 克,益母草 15 克,合欢花 10克,甘草 10 克。6 剂,每日 1 剂。

二诊(1993 年 9 月 30 日):上方服 4 剂之后,经将行而少腹及乳房胀痛减轻。月经来潮,色量较上次改善,但仍夹有小血块,脉细,舌苔如初诊,效不更方,仍守上方再服 6 剂,每日 1 剂。

三诊(1993 年 10 月 9 日):上方已连续服 6 剂,精神好,但乳房硬块未小,脉细缓。仍守上方,加夏枯草 15 克、猫爪草 10 克、鸡血藤 20 克、凌霄花 10 克以加强软坚化瘀之功,每日 1 剂,连服 6 剂。

四诊(1993 年 10 月 26 日):22 日已有经行,周期已调整,色量正常,乳房及少腹胀痛大减,左侧乳房硬块缩小。仍嘱继续服用本方,每日 1 剂,连续 6 剂。嗣后以净山楂 20 克、炒麦芽 30 克、赤砂糖 40 克清水煎服善后。

半年后随访,经行周期正常,色量正常,少腹及乳房不痛,左侧乳房小块基本消失。

【诊疗心法要点】班秀文先生认为乳癖的病因病机为肝郁气滞,脾虚湿阻,冲任亏损,治疗上疏肝理气兼以柔肝,健脾化湿兼以除痰,调肝补肾佐以软坚。本案为乳癖(气滞血瘀证),治当疏肝理气,活血柔肝,一诊中方选柴胡疏肝散加减,而三诊时,患者乳房胀痛大为好转,乳房硬块未小,加强软坚散结、疏肝活血之功,守原方加夏枯草、猫爪草、鸡血藤及凌霄花四药。(彭红华 2014 年第 2 期《中医杂志》)

阎洪臣验案 1 则

验案

常某,女,39 岁,初诊 2012 年 3 月 19 日。

患者双侧乳房及胸胁胀痛,触之痛甚有肿块,乳痛和肿块随月经周期及情绪变化而加重。平素烦躁易怒、口苦多梦,易醒,醒后不易入睡,月经提前、量少、暗红有块,舌暗微红、苔厚黄腻,脉弦滑。乳房彩超示:双侧乳腺腺体层厚度左侧 0.9 厘米、右侧 0.7 厘米,双侧乳腺腺体结构紊乱、内部回声欠均匀。西医诊断为乳腺增生。中医诊断为乳癖,证属痰瘀互结。治宜疏肝消痰,化瘀散结。

处方:柴胡 15 克,川芎 15 克,枳壳 15 克,香附 15 克,陈皮 12 克,厚朴 10 克,白芍 15 克,清半夏 10 克,三棱 10 克,莪术 15 克,栝楼皮 15 克,牡丹皮 15 克,焦栀子 10 克,甘草 10 克。10 剂,水煎 2 次,取汁 300 毫升,早晚饭后分服。

二诊(2012 年 3 月 29 日):双侧乳房及胸胁胀痛、口苦减轻,烦躁,多梦,易醒,醒后不易入睡,月经提前、量少、暗红有块,舌暗微红、苔薄腻,脉弦滑。上方加郁金 10 克、龙齿 50 克(先煎)。10 剂,服法同上。

三诊(2012 年 4 月 9 日):乳房彩超示:双侧乳腺腺体层厚度左

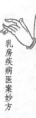

侧 0.4 厘米、右侧 0.32 厘米,双侧乳腺腺体结构紊乱、内部回声欠均匀。双侧乳房及胸胁胀痛、口苦较前明显减轻,时有烦躁,多梦、易醒、醒后不易入睡稍改善,余证同前。上方加夜交藤 30 克、远志 10 克。10 剂,服法同上。

四诊(2012 年 4 月 19 日):多梦、易醒、醒后不易入睡较前明显改善,口苦消失,余症同前,上方去牡丹皮、焦栀子。10 剂,服法同上。

五诊(2012 年 4 月 29 日):乳房彩超示:双侧乳腺腺体层未见异常。无明显不适。

上方继续服药 15 剂,以巩固疗效,3 个月随访未再复发。

【诊疗心法要点】阎洪臣先生善用柴胡疏肝散加减治疗乳腺增生,《外科正宗》云:"忧郁伤肝,思虑伤脾,积想在心,所愿不得志者,致经络痞涩,聚结成核。"柴胡疏肝散化裁方中,柴胡疏肝解郁,枳壳、陈皮、香附理气疏肝并助柴胡以解肝郁,川芎行气活血而止痛,厚朴、清半夏、栝楼皮、三棱、莪术理气化痰、软坚散结,三棱、莪术又活血化瘀,白芍、甘草柔肝止痛。诸药相合,共奏疏肝解郁、化痰散结之功,使肝气条达、血脉通畅,营卫自和而痛止、肿块消。(杨道迪,阎洪臣 2013 年第 10 期《实用中医药杂志》)

孙光荣验案 2 则

验案 1

何某,女,35 岁,初诊 2011 年 5 月 13 日。

患者诉乳腺增生,胀痛在经期感觉明显。月经衍期,色黑,有块。舌紫、苔薄白,脉弦小。辨证:气滞血瘀,痰凝乳络。治宜理气止痛,活血化痰,软坚散结。

处方:生晒参 12 克、生北黄芪 10 克、紫丹参 10 克、益母草 10 克、制香附 10 克、丝瓜络 6 克、山慈菇 10 克、天葵子 10 克、川郁金 10 克、法半夏 7 克、广陈皮 7 克、延胡索 10 克、蒲公英 15 克、制鳖甲

15 克,生甘草 5 克。7 剂,每日 1 剂,水煎内服,每日 2 次。

二诊(2011 年 5 月 20 日):服前方后,病情稳定,右侧乳腺增生已有软化、缩小,手足凉。舌淡紫、苔薄白,脉弦小。前方加珍珠母15 克、伸筋草 10 克。14 剂,服法同前。

三诊(2011 年 6 月 10 日):服前方后,右侧乳腺增生缩小,但觉痒,月经有味。舌绛、苔白,脉弦。

处方:西洋参 10 克,生北黄芪 10 克,丹参 10 克,北柴胡 10 克,川郁金 10 克,广橘核 6 克,制香附 10 克,丝瓜络 6 克,山慈菇 10 克,珍珠母 15 克,制鳖甲 15 克,皂角刺 10 克,延胡索 10 克,生甘草 5克。7 剂,每日 1 剂,水煎内服,每日 2 次。

四诊(2011 年 6 月 17 日):服前方后乳腺增生已明显缩小,右侧已基本消散,但偶有腹泻。上方去延胡索,加焦山楂、焦神曲、焦麦芽各 15 克,车前子 10 克,服法同前。

五诊(2011 年 7 月 15 日):服前方后,乳腺增生缩小,现四肢凉,自汗。舌淡紫、苔薄黄,脉细涩。

处方:生晒参 12 克,生北黄芪 12 克,丹参 10 克,川郁金 10 克,山慈菇 10 克,丝瓜络 10 克,制鳖甲 15 克,珍珠母 15 克,云茯神 15克,炒酸枣仁 15 克,浮小麦 15 克,生甘草 5 克。7 剂,服法同前。

六诊(2011 年 8 月 26 日):前方加减服用 1 个月后,右侧乳腺增生已消散,左侧尚有三粒小结节,偶有自汗。舌绛、苔白滑,脉弦小。

处方:生晒参 12 克,生北黄芪 12 克,丹参 10 克,川郁金 10 克,山慈菇 10 克,丝瓜络 10 克,云茯神 15 克,炒酸枣仁 15 克,制鳖甲15 克,麻黄根 10 克,浮小麦 15 克,阿胶珠 10 克。14 剂,每日 1 剂,水煎内服,每日 2 次。

验案 2

梁某,女,16 岁,初诊 2011 年 5 月 13 日。

患者乳腺增生,近年月经提前,紊乱,色黑,痛经。现症:面色无华,身形消瘦,多梦,尿黄,阴痒。舌淡、苔少,脉弦稍数。辨证:肝郁脾虚,气滞血瘀,湿热下注。治宜疏肝解郁,健脾活血,兼以清热利湿。

处方:西洋参 12 克,生北黄芪 10 克,丹参 10 克,北柴胡 10 克,川郁金 10 克,丝瓜络 6 克,山慈菇 10 克,天葵子 10 克,制鳖甲 15 克,云茯神 15 克,炒酸枣仁 15 克,制何首乌 15 克,蒲公英 15 克,车前子 10 克,生甘草 5 克。7 剂,每日 1 剂,水煎内服,每日 2 次。

另方:蛇床子 15 克,百部根 10 克,鱼腥草 15 克,白鲜皮 15 克,蝉蜕 6 克,皂角刺 10 克,蒲公英 15 克,金银花 15 克,野菊花 15 克,地肤子 12 克,生甘草 5 克。7 剂,每日 1 剂,水煎外洗阴部,每日 2 次。

二诊(2011 年 6 月 10 日):前方加减使用 3 周后,右侧乳腺增生稍有软化与缩小,月经周期正常,但经来腹痛,白带黏稠,仍有阴痒。舌红、苔少,脉细。

处方:生晒参 12 克,生北黄芪 12 克,丹参 10 克,川郁金 10 克,山慈菇 10 克,丝瓜络 6 克,北柴胡 10 克,制香附 12 克,吴茱萸 10 克,延胡索 10 克,川萆薢 10 克,蒲公英 12 克,云茯神 15 克,炒酸枣仁 15 克,生甘草 5 克。服法同前。

另方:蛇床子 20 克,白鲜皮 12 克,地肤子 15 克,皂角刺 12 克,蝉蜕 6 克,煅龙骨 15 克,煅牡蛎 15 克,生薏苡仁 15 克,芡实仁 15 克,紫苏叶 10 克,鱼腥草 15 克,蒲公英 15 克,生甘草 5 克。水煎外洗阴部。

三诊(2011 年 7 月 15 日):前方加减使用 1 个月后,乳腺增生好转,经来有块,阴痒消失。舌红、苔花剥,脉细。上方去吴茱萸、川萆薢、蒲公英,加益母草 10 克、制鳖甲 15 克、珍珠母 15 克,服法同前。

上方加减调理月余,诸证消失,病情稳定。

【诊疗心法要点】孙光荣先生临证常以生晒参、西洋参、生北黄芪、丹参为君药,配合其他角药、对药,益气理血,扶正祛邪,组成自拟"调气活血抑邪汤",治疗中医内科、妇科及肿瘤、心脑血管疾病等疑难杂症,助益机体达到"中和"稳态,疗效显著。

验案 1 属于中医学"乳癖"范畴。孙老认为,乳癖发病多因情志内伤、忧思恼怒。足阳明胃经过乳房,足厥阴肝经至乳下,足太阴脾经行乳外。若情志内伤,忧思恼怒则肝脾郁结,气血逆乱,血阻为瘀,津聚成痰;复因肝木克土,致脾不能运湿,胃不能降浊,则痰浊内生;痰浊瘀血阻于乳络则为肿块疼痛。八脉隶于肝肾,冲脉隶于阳明,若肝郁化火,耗损肝肾之阴,则冲任失调,因"冲任二经,上为乳汁,下为月水"(《圣济总录》),故而乳房结块而疼痛,月事衍期而紊乱。验之于临床,乳房结块之大小和疼痛程度每随月经周期而改变,且多伴月经不调。本案即为气滞痰凝血瘀、冲任二经失调的典型病例。孙师以理气止痛、活血化痰、软坚散结之法治疗是证,并强调要善用丝瓜络等引经药,使药达病所;天葵子、山慈菇、制鳖甲等软坚散结之药应与参、芪等益气扶正之药合用,做到中病即止,避免过用伤正;善后还须补肾固本以减少复发。验案 2 患者缘于平素情志抑郁,肝气不舒,气血周流失度,循肝经阻滞于乳络;肝气横逆犯胃,则脾失健运,痰湿内生,气滞血瘀挟痰留聚乳中,发为乳癖。而冲任二脉与乳房生理、病理紧密相关,因于冲任,血液上行为乳,下行为经,乳汁的调节、月经的盈缺无不与冲任有关。若肝郁化火,耗损肝肾之阴,冲任失调,气血瘀阻于乳房、胞宫,乳房疼痛而结块,月事紊乱而失调。如果湿毒邪气乘虚内侵胞宫,损伤任带或脾肾亏虚,湿浊内生,下注任带,则引起带下病;湿郁化热,湿热蕴结,注于下焦,日久伤及阴血,血虚生风,可出现外阴瘙痒。本例患者即乳腺增生与月经紊乱同现,白带黏稠与阴部瘙痒并见,孙师断为肝郁脾虚,气滞血瘀,湿热下注,冲任失固,治宜疏肝理气、健脾升阳、固肾养阴与软坚散结、清热利湿、活血止痒同施,内服辅以外洗,使乳癖消、月经调、带下常、阴痒止而收功,值得效法。(杨建宇,李彦知,孙文政,等 2011 年第 4 期《中国中医药现代远程教育》)

薛伯寿验案1则

验案

郭某,女,40岁,初诊2005年10月29日。

患者乳腺增生8年,平素乳房胀痛,偶头晕,梦多,左侧少腹痛。每月行经持续3天,量少、色暗有块,经前腰痛,白带黄有异味,舌胖淡暗、苔薄白、脉沉涩。诊为乳癖,证属肝郁气滞化火。治宜疏肝理气泻火。方拟四逆散加减。

处方:当归、延胡索、白芍各12克,黄柏、柴胡、枳壳、白术、茯苓各10克,甘草、炮穿山甲、路路通、川楝子各8克,炒酸枣仁15克,薄荷6克,砂仁4克,山药18克。7剂,每日1剂,水煎服。

二诊:乳房胀痛明显减轻,尚未行经,带下量减、异味减轻。继上方服7剂。

三诊:平素已无乳胀痛,再次行经量较前增多,白带量减少且无异味,舌淡红、苔薄白、脉沉细。守方去黄柏、砂仁,续服以巩固疗效。

【诊疗心法要点】乳房为肝经循行之处,乳腺增生多属肝郁气滞证。少腹亦为肝脉循行之所,且女子以肝为先天,肝气郁滞,则肝藏血及疏泄功能失司,故致月经量少有块;足厥阴肝经过阴器,抵小腹,肝疏泄失职、肝郁化火则引起带下异常。故用四逆散疏肝理气;加炮穿山甲、路路通软坚散结;延胡索、川楝子、当归理气活血;黄柏、砂仁合甘草取封髓丹之意,以泻火坚阴。诸药共达疏肝理气、泻火坚阴之功。本病属慢性疾病,服药当持之以恒,必待乳癖完全消散后,方可停药。(赵玲,李达,薛燕星,等2007年第3期《新中医》)

李振华验案 2 则

验案 1

应某,女,53 岁,初诊 2005 年 5 月 21 日。

患者诉发现右侧乳房结块 1 月余。患者于 2005 年 4 月发现右侧乳房结块,触之如花生米大小,光滑易移动,按之有轻度疼痛,乳房摄片提示:右侧乳腺囊性包块。现右侧乳房结块,1.1 厘米 × 1.2 厘米,触之光滑,可移动,有轻度压痛,双下肢稍感酸痛,饮食略为减少,面色无华,舌质淡、舌体稍胖大、边有齿痕、苔白腻,脉弦细。西医诊断:右侧乳腺囊性包块。中医诊断:乳癖(肝郁脾虚,痰瘀互结)。治宜疏肝理脾,活瘀化痰,软坚散结。拟软坚消癖汤加减治疗。

处方:当归 10 克,白芍 12 克,白术 10 克,茯苓 15 克,柴胡 6 克,香附 10 克,小茴香 10 克,乌药 10 克,皂荚 5 克,穿山甲 8 克,旱半夏 10 克,石菖蒲 10 克,木香 6 克,昆布 12 克,海藻 12 克,牡蛎 15 克,延胡索 10 克,炒薏苡仁 15 克。14 剂,水煎服。并嘱保持情志舒畅,勿食生冷油腻。

二诊(2005 年 6 月 7 日):肿块减小,右乳房仍有疼痛,饮食不佳,双下肢仍酸困倦怠,舌质淡、体稍胖大、边有齿痕、苔白腻,脉弦细。上方加枳壳 10 克,继服 17 剂。

三诊(2005 年 6 月 25 日):乳房肿块基本消失,触之已不明显,按之基本不痛,饮食增加,双下肢酸困明显减轻,舌质淡、体稍胖大、苔稍白腻,脉弦细。上方加枳壳 10 克,炒薏苡仁加量至 30 克。30 剂,水煎服。

患者右侧乳房肿块消失,触之疼痛亦消失,3 个月后随访未再发现乳房肿块。

验案 2

王某,女,37 岁,初诊 2006 年 4 月 18 日。

患者诉双侧乳房胀痛6年,加重1周,平素急躁易怒,6年前出现双侧乳房胀痛,月经来前加重,在四川省某医院诊断为双侧乳腺增生,服桂枝茯苓胶囊疗效不佳,病症时轻时重,1周前因症状加重,特求求诊。现症状见双侧乳房胀满疼痛,情绪急躁及月经来前胀痛加重,乳房双侧有肿块大小如杏,质地较硬,边缘清楚,压之疼痛,活动度较好,时常伴有头晕、夜寐多梦、口干,食欲不振,脘腹胀满,月经正常,二便尚可,舌质稍淡、边尖红、舌体稍胖大、苔稍白腻,脉细弦。2005年7月在四川省某医院行红外线检查诊断为双侧乳腺增生。中医诊断:乳癖(肝郁化热,气血瘀滞)。治宜疏肝清热,凉血活血,软坚散结。

处方:当归10克,白芍12克,白术10克,茯苓15克,柴胡6克,香附10克,郁金10克,石菖蒲10克,皂荚6克,穿山甲10克,蒲公英15克,牡丹皮10克,昆布12克,海藻10克,延胡索10克,木香6克。10剂,水煎服。嘱保持情志舒畅,勿郁怒。

二诊(2006年4月28日):乳房胀痛,肿块变软,头晕、梦多、口干均减轻,可见肝气渐舒,肝火渐清,气血渐活。

处方:效不更方,续施前法,守上方续服,10剂,水煎服。

三诊(2006年5月8日):口干减轻,乳房胀痛亦减轻,唯月经来前,胀满为甚,可见热象虽减,气机郁滞之象仍著,肿块变软缩小,如杏核大,可见痰凝之象渐祛。由于气滞之象仍著,故加枳壳10克、青皮10克,以增强疏理气机之力,10剂,水煎服。

四诊(2006年5月18日):乳房已不胀痛,唯月经来前稍有胀感,肿块消失,可见积聚乳络之痰瘀已化,气机渐畅,乳癖向愈;头晕、梦多仍时作,乃为肝郁日久,痰火内盛,扰及心神所致。积聚乳络之滞气痰瘀虽化,但脏腑内盛之痰火仍著。故以疏肝健脾、清心豁痰、安神志法治之。治宜清心豁痰汤加减。

处方:炒栀子8克,合欢皮15克,龙齿20克,白豆蔻10克,天麻10克,竹茹8克,白术10克,茯苓12克,橘红10克,旱半夏10克,香附10克,郁金10克,石菖蒲10克,小茴香10克,乌药10克,莲子心6克,夜交藤20克,枳壳10克,甘草3克。14剂,水煎服。

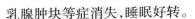

乳腺肿块等症消失,睡眠好转。

【诊疗心法要点】验案 1 用疏肝理脾、软坚散结法,李振华先生用经验方软坚消癖汤治疗,方中当归、白芍、柴胡、香附、小茴香、乌药、枳壳疏肝理气,白术、茯苓、木香、炒薏苡仁健脾祛湿,旱半夏、皂荚、石菖蒲祛湿消痰,昆布、海藻、穿山甲、牡蛎软坚散结,延胡索行气活血,通络止痛。验案 2 用疏肝行气,化痰通络,活血散结,李振华先生用经验方软坚消癖汤治疗,该方除逍遥散为基础加味以疏肝理气、健脾豁痰外,其重点药物多为肝经之药。(《中国百年百名中医临床家丛书:李振华》)

田从豁验案 1 则

验案

宁某,女,33 岁,初诊 1997 年 5 月。

患者主因"发作性鼻塞、鼻痒、流涕 3 年"前来就诊,经 1 个疗程的治疗,鼻炎症状基本缓解,因针灸在她身上产生了令她满意的疗效,因此患者提出要求治疗其原已患有的乳腺增生病。患者诉 2 年前开始无明显诱因出现两乳胀痛,发病初表现为经前及经期疼痛,以后逐渐发展至整个月经周期均痛,经前加重,并且逐渐出现两乳肿块,曾间断服用中药"百消丹"及汤药 1 年,未获得明显疗效。就诊所见:两乳丰满,两乳外侧均可触及核桃大块状肿物,压痛以右乳为甚,肿块质地中等,推之可移动,压痛明显,月经经期基本正常,经血中常带有血块,生平性格较急躁,舌质偏暗,脉弦。西医诊断:乳腺增生。中医诊断:乳癖(肝气郁结)。治宜疏肝理气,散结化郁。

治疗:毫针患处围刺膻中、天井、期门、三阴交,隔日 1 针,每周 3 次,针刺以泻法为主,留针 30 分钟。

一诊后胀痛即消失,肿块变软,患者自扪之甚感诧异,三诊后症状体征均消失。为巩固疗效令患者续针数次,此后患者间断来诊 2～3 次,1 年后随访,病情未见复发。

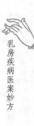

【诊疗心法要点】患者辨证当属肝气郁结,方中膻中、期门疏肝理气,天井散瘀化结,为经验用穴,三阴交取其养血调经,局部围刺以调理局部气血,疏通乳络。(《田从豁临床经验》)

张琪验案 1 则

验案

王某,女,42 岁,干部,初诊 2009 年 4 月 11 日。

患者诉两侧乳房硬结、痛 3 个月。患者 3 个月前出现两侧乳房有硬结、结核且痛,经某医院诊断为乳腺小叶增生。现患者两侧乳房有硬结、痛,左侧尤甚,触之痛,舌质暗红,脉弦滑。西医诊断:乳腺小叶增生。中医诊断:乳癖(气滞血瘀)。治宜疏肝理气,活血散结。

处方:柴胡 15 克,香附 15 克,枳壳 10 克,栝楼 15 克,青皮 15 克,天花粉 15 克,桃仁 15 克,当归 20 克,丹参 15 克,赤芍 15 克,夏枯草 30 克,郁金 15 克,牡丹皮 10 克,甘草 15 克。水煎,每日 1 剂,分 2 次服。

二诊(2009 年 4 月 25 日):服上方 14 剂,两侧乳房硬结、结核减小,触之渐软,痛亦减轻,舌质红,脉弦,治疗续服上方。

三诊(2009 年 5 月 21 日):续服上方 14 剂,两侧乳房硬结基本消失,以手触之有小结节,不痛,无明显症状,舌淡红,脉小有弦象,继以前方化裁。

处方:柴胡 15 克,香附 15 克,枳壳 10 克,栝楼 15 克,青皮 15 克,天花粉 15 克,当归 20 克,丹参 15 克,夏枯草 30 克,郁金 10 克,连翘 15 克,石斛 15 克,白芍 15 克,太子参 15 克,甘草 15 克。水煎,每日 1 剂,分 2 次服。

四诊(2009 年 6 月 2 日):服上方后,两侧乳房结节经彩超检查已消失,无明显症状,舌润口和,脉象稍有弦象,已痊愈。

【诊疗心法要点】张琪先生案中柴胡、香附、枳壳、青皮疏肝解郁,当归、白芍柔肝养血,太子参、天花粉、石斛益气养阴,防开郁消坚耗伤气血,夏枯草、香附均疏郁散结消坚,丹参、郁金、赤芍、桃仁活血,栝楼化痰。(《张琪医案选萃》)

周信有验案 1 则

验案

朱某,女,32 岁,2005 年 5 月 21 日初诊。

患者两侧乳房内有包块肿胀,经前症状加重,伴月经不调,烦躁易怒,体乏眠差 1 年余。诊见:精神欠佳,情绪不安,舌淡、苔薄白,脉弦细。局部检查见左侧乳房上限 5 厘米×5 厘米,右侧外中线 5 厘米×6 厘米大肿块,中等硬度,无波动感,按之疼痛。红外线扫描检查乳腺增生。中医辨证属肝郁气滞,血瘀痰结。治宜疏肝理气,化痰散结,活血祛瘀。

处方:栝楼 9 克,半夏 9 克,赤芍 20 克,丹参 20 克,郁金 20 克,柴胡 9 克,青皮 9 克,三棱 9 克,莪术 9 克,香附 9 克,浙贝母 9 克,桂枝 9 克,白芷 9 克,夏枯草 20 克。水煎,日服 1 剂。

二诊:服药 2 剂,双侧乳房胀痛减轻。原方加延胡索 20 克,继服 12 剂,乳房包块完全消失,诸证悉除。

【诊疗心法要点】本案患者平素情绪烦躁易怒,怒则伤肝,肝主疏泄,肝气宜舒畅、条达,患者证属郁气滞,血瘀痰结,故用疏肝理气,化痰散结,活血祛瘀起到良好的效果。(《中国百年百名中医临床家丛书:周信有》)

朱良春验案 1 则

验案

某女,35 岁,农民。

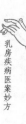

左侧乳房有肿块雀卵大,已历 3 年余,经彩色超声诊断为:乳腺小叶增生。经中西药物治疗无效。即予消核汤。

处方:炙僵蚕 15 克,露蜂房 15 克,当归 15 克,赤芍 15 克,香附 15 克,桔梗 15 克,陈皮 10 克,甘草 5 克。

服 5 剂后,显见缩小,连服 10 剂,全部消散而愈。

【诊疗心法要点】乳癖其临床特点是乳房疼痛和肿块与月经周期或情绪变化关系密切,月经将临时乳房肿块增大变硬,疼痛加重,月经后肿块缩小变软,疼痛减轻,伴乳头痛、痒、溢液,或有月经不调,婚后不孕及肾虚诸证。现代医学认为,本病主要与内分泌失调或乳腺组织对激素敏感性有关。消核方为朱良春先生的经验方,具有消肿散结、理气散结的作用,主要用于乳腺增生(乳癖)等。(姜仁昌,梁建峰 2004 年第 16 期《中国社区医师》)

何炎燊验案 1 则

验案

黄某,女,38 岁,工人。

患者 1994 年左乳乳腺增生,曾手术切除部分乳腺。1995 年 8 月又发现右乳乳腺增生,且发展迅速,较上次为甚。西医用雄激素治之,不效,建议再动手术。妇不愿,就诊于中医。医者认为,手术后复发,可知乃身体虚弱所致,用逍遥散加仙茅、淫羊藿、菟丝子、鹿角霜等治之。且说此方乃医学杂志上发表者,必然有效。患者服第 1 剂无动静,服第 2 剂,觉心烦口苦,夜睡不宁,大便干结,然因深信方药有效,连续服至第 4 剂,即觉头痛眩晕,目赤睛痛,鼻衄,口渴咽干,便秘溺黄,下午蒸热,宛如大病然。8 月 21 日来就余诊,检视其左乳房,比正常略小,有疤痕,右乳胀大,有大小不等之结节多处,以上象限为多,无粘连,压痛明显,波及上胸肌及右腋下。据述平时虽胀不痛,经前略有痛感,而此次经痛前 6 天,痛较前尤甚。诊其脉洪大而数,舌深红、苔黄。予大剂玉女煎加味。

处方:石膏45克,知母20克,甘草10克,生地黄30克,麦冬20克,牛膝15克,玄参25克,金银花20克,竹茹20克,丝瓜络15克,桑叶15克,夏枯草20克。2剂,水煎2次,早晚分服。

二诊:患者谓此药服下,如饮甘露,所有热象已全消退,问此时可否再服前医之方。余曰:"此诚是良方,惜不对症耳。"询知汛期将至。

处方:川贝母15克,玄参25克,牡蛎25克,穿山甲15克,王不留行15克,丝瓜络15克,竹茹15克,夏枯草20克,柴胡12克,川楝子12克,郁金10克,麦芽30克。每日1剂,服至经净后再来复诊。

三诊:患者经来甚畅,乳痛大减,乳房结节亦变小,唯觉神气疲乏,头目不清,前之脉洪大者已转为平缓。前方去柴胡、川楝子、郁金、麦芽,加黄芪15克、玉竹20克、当归15克、白芍20克。

5剂后,精神、胃纳皆好,嘱其停汤药,用食疗方:海蜇30克、大荸荠4个、陈皮2克、瘦猪肉适量煎汤做馔,每周食3~4次。下次经前用二诊之方4剂,经后用三诊之方4剂,乳房之结节逐渐消散而平复如常。

【诊疗心法要点】首用程氏消瘰丸(玄参、川贝母、牡蛎)为君,此方能除痰散结软坚,药性和平,不仅能消瘰疬,并能治体内外一切瘿、核、结节,疗效卓著。古人谓:"穿山甲,王不留行,妇人服之乳长流。"可知此两药能宣通乳中脉络,故用之为臣。乳房属阳明,丝瓜络、竹茹皆阳明经药,言丝瓜络"通络下乳"。《金匮要略》治"妇人产后,乳中虚,烦乱,呕逆"之竹皮大丸,取竹茹清胃热为主药,故何炎燊先生用此两药为佐。至于平肝解郁,只用夏枯草一药为使,此八味药乃治病之基础,月经前,厥阴用事,故加柴胡、川楝子、郁金、麦芽疏肝理气。经后气阴不足,故加黄芪、玉竹益元气,当归、白芍养阴血。经前经后,脏腑之阴阳虚实有差异,故加减用药如此。(《何炎燊医著选集》)

乳癖妙方

阎洪臣验方 1 则

验方：柴胡疏肝散化裁方

【药物组成】柴胡 15 克，川芎 15 克，枳壳 15 克，香附 15 克，陈皮 15 克，厚朴 15 克，白芍 15 克，清半夏 10 克，三棱 10 克，莪术 15 克，栝楼皮 15 克，甘草 10 克。

【主治】乳腺增生。

【功效】疏肝解郁，化痰散结。

【方义】柴胡疏肝散化裁方中柴胡疏肝解郁，枳壳、陈皮、香附理气疏肝并助柴胡以解肝郁，川芎行气活血而止痛，厚朴、清半夏、栝楼皮、三棱、莪术理气化痰，软坚散结，三棱、莪术又活血化瘀，白芍、甘草柔肝止痛。诸药相合，共奏疏肝解郁、化痰散结之功，使肝气条达、血脉通畅，营卫自和而痛止、肿块消。

【加减应用】经前乳房胀痛，有肿块，胸胁胀痛，烦躁易怒，加牡丹皮 15 克、焦栀子 10 克、延胡索 10 克、川楝子 15 克、浙贝母 12 克；多梦，易醒，醒后不易入睡甚者加龙齿 50 克（先煎）、远志 15 克、夜交藤 30 克；咽痛，咽干，干呕甚者加桔梗 15 克、茯苓 20 克；心悸、胸闷、气短等气虚甚者加黄芪 30 克、党参 20 克；子宫肌瘤，月经提前、量少，经色暗红有块甚者加丹参 15 克、当归 15 克；乳房肿块经久难消，加荔枝核 15 克、炮穿山甲 10 克。（杨道迪，阎洪臣 2013 年第 10 期《实用中医药杂志》）

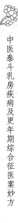

朱良春验方 2 则

验方 1：朱氏消癖舒乳方

【药物组成】蒲公英 30～60 克，陈皮 10～15 克，生甘草 5～10 克。

【主治】乳癖。

【功效】消肿散结，理气散结。

【加减应用】均以黄酒为引，红肿焮痛加漏芦、天花粉；乳汁排泄不畅加王不留行、刺蒺藜；局部硬结较甚加炮穿山甲片、皂角刺。（朱良春 1984 年第 2 期《上海中医药杂志》）

验方 2：消核方

【药物组成】炙僵蚕 15 克，露蜂房 15 克，当归 15 克，赤芍 15 克，香附 15 克，桔梗 15 克，陈皮 10 克，甘草 5 克。

【主治】主要用于乳腺增生（乳癖）等。

【功效】消肿散结，理气散结。（姜仁昌，梁建峰 2004 年第 16 期《中国社区医师》）

李玉奇验方 1 则

验方：疏肝化瘀汤

【药物组成】柴胡 20 克，鹿角霜 25 克，橘叶 20 克，漏芦 15 克，桃仁 15 克，莪术 15 克，皂角刺 10 克，连翘 20 克，青黛 10 克，蒲公英 25 克，紫花地丁 25 克，浙贝母 15 克，卷柏 15 克，黄连 10 克，甘草 10 克。

【主治】乳癖。

【加减应用】伴低热，加鳖甲 20 克、牡丹皮 20 克、泽兰叶 15 克；

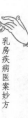

伴呕吐,加陈皮15克、半夏15克;伴胸痛,加檀香10克、细辛5克;伴大便秘结,加草决明40克;伴冠心病,加苦参20克;体胖,加苍术20克、茯苓40克、百合20克、葶苈子10克、苦参15克;体瘦,加黄芪40克、当归20克;值更年期前后,出现更年期综合征,加麦芽20克、合欢皮20克;哺乳期,忌奶,加王不留行15克。(《中国百年百名中医临床家丛书:李玉奇》)

周信有验方1则

验方

【药物组成】栝楼9克,半夏9克,赤芍20克,丹参20克,郁金20克,柴胡9克,青皮15克,三棱9克,莪术9克,夏枯草20克,香附9克,丝瓜络9克,白芷9克,浙贝母9克。水煎服,日1剂。

【主治】乳癖。

【功效】疏肝活血,化瘀散结,清热止痛排脓。

【方义】柴胡、香附、郁金、青皮疏肝理气解郁,半夏、栝楼、浙贝母化痰散结,赤芍、丹参、三棱、莪术活血祛瘀,丝瓜络、夏枯草清热散结止痛,白芷消肿排脓。诸药协同,有疏肝活血、化瘀散结、清热止痛排脓之效。(《中国百年百名中医临床家丛书:周信有》)

郭诚杰验方1则

验方:针疗乳癖方

【选穴】甲组穴:膻中、屋翳(双)、合谷(双)。乙组穴:肩井、天宗、肝俞(均双侧)。

【刺法】屋翳穴针刺呈25°角向外刺入1.5寸,局部有胀感;膻中穴向下平刺1.5寸,有胀感或向肩臂放散;天宗穴针尖呈25°角向外下方刺入1.5寸,有胀重感,其他穴位可按腧穴一般操作方法进行。以上两组穴交替使用,每日1次,可接治疗机,电量以患者耐受量为度,连针10次为1个疗程,休息3天后继针1个疗程,一般需2～3个疗程。

【主治】主治乳癖、乳痛症。

【功效】疏肝健脾,调畅阳明经气。

【方义】本病病因在肝,病位在乳,肝气不舒则郁遏,其气必循胸胁之经脉而横逆。乳房为胃脉所贯,肝脉郁遏,胃脉必受阻,且乳房宜畅通而不宜瘀滞,若二脉不畅,气血必瘀滞结块而痛。选屋翳以调畅阳明之气;膻中为上气海,不但宣调上焦之气机,该穴又居两乳之中,并可增强对胃经经脉的畅通;合谷为手阳明原穴,故有通导上下阳明经气的作用;肩井虽为胆经之穴,与肝俞配合同用,有疏肝理气的功效;天宗虽为小肠经穴,但该穴为历代针灸家推崇治疗乳病的经验效穴。六穴相配,有疏肝理气、通调阳明经气、活络消结止痛的功效。并据证可加清肝泻火的太冲,疏导胸胁滞气的阳陵泉,补肾气的肾俞,滋肾阴的太溪,加脾俞、足三里以健脾和胃,增进食物的运化,使气血生化有源而气血益彰。据证而加减用穴,不但可疏肝理气、健脾和胃,而且有清肝火、滋肾阴、益气血的功效。

选胃经的屋翳穴和手阳明大肠经合谷穴相配,既畅通胃经在乳部的结气,而且通达了手阳明经上行的经气,使胃肠之气通顺,即水杨舟行。用肝俞疏肝气,并配胆经的肩井穴以扼肝火,不但加强了疏肝的功效,而且疏导了胆经在胸胁部郁结之气,从而消除了胸部满闷疼痛,减轻乳部的结滞。其甲、乙组主穴根据同名经脉与相表里经脉的理论选穴组方,实为针刺治疗本病的理想方法。

方歌:

乳癖选穴甲乙方,膻中屋翳合谷扬;

肩井天宗并肝俞,疏肝理气郁结畅;

去掉合谷泻太冲,头昏目眩肝火燔;

不用肝俞与合谷,肾俞太溪滋阴强;

益补气血找脾俞,三里更是不可忘。

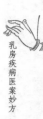

【加减穴】肝火盛去合谷,加太冲;肝郁加阳陵泉;肝肾阴虚去肝俞、合谷,加肾俞、太溪;气血双虚去肝俞、合谷,加脾俞、足三里;月经不调去合谷,加三阴交。(《名医名方录》)

陆德铭验方1则

验方:温阳散结方

【药物组成】仙茅10克,淫羊藿30克,肉苁蓉12克,莪术30克,桃仁15克,泽兰12克,制香附9克,延胡索12克,郁金12克。

【用法】每日1剂,水煎2次,早晚分服。

【主治】用于乳癖。

【功效】调摄冲任,疏肝活血,化痰软坚。

【案例】吴某,女,29岁,1991年3月12日初诊。

两乳房胀痛3年。两乳房胀痛,经前尤甚,经后减轻,曾服逍遥丸、小金片等无效。目前,乳房疼痛较剧,与月经无明显关系,月经愆期。检查见两乳房各象限扪及结节状肿块十余个,质中,部分偏硬,推之活动,触痛明显,肿块与皮肤均无粘连,两腋下未触及肿大淋巴结,舌红、边有瘀滞、苔薄白、脉濡。证属冲任失调,肝郁气滞。治宜调摄冲任,疏肝活血,化痰软坚。拟温阳散结方加味治之。

处方:仙茅、三棱、桃仁各15克,淫羊藿、莪术、益母草、生何首乌、海藻各30克,肉苁蓉、鹿角片、郁金、炒穿山甲片、泽兰、延胡索各12克,当归、制香附各9克。

投药2周,乳房疼痛明显减轻,结块变软,苔薄、质偏红,脉濡。治宗原意,前方踵进。又服药3个月,增加生山楂、丹参、皂角刺。乳房疼痛消失,两乳肿块大多消失,唯两乳房外上象限尚可扪及颗粒状肿块,质软。月经正常,但口干,大便干结,3日1行,舌偏红、苔薄,脉濡。治宗原意,稍有出入,减热之仙茅,加生地黄、玄参、天冬、知母、火麻仁。再服药5个月,诸证俱消,乳房肿块消失。

【诊疗心法要点】陆德铭先生治疗乳腺增生病,十分重视补肾助阳,调补冲任,制方用药最重温阳,常用仙茅、淫羊藿、肉苁蓉、鹿角片、锁阳等。从治本着手,不仅乳癖肿痛可消,而且月经不调、肾虚诸证亦减轻或消失。即使阴虚患者,亦反对大量使用甘寒养阴之品,主张用性温不热、质润不燥之淫羊藿、肉苁蓉、锁阳、菟丝子,佐以柔润之天冬、生地黄、枸杞子等以取阳生阴长、阴阳平补之功。他强调,肝气郁结,痰瘀凝滞虽为发病之标,然标本之间是相互影响和作用的,治标可以顾本。故在治疗中亦十分重视疏肝理气、和营活血、化痰软坚在治疗乳癖肿消痛止中的作用。常选柴胡、八月札、川楝子等疏肝理气,三棱、莪术、桃仁、泽兰等和营活血,又常伍以制香附、延胡索、郁金等活血理气止痛之品,在疏肝活血同时每配合海藻、牡蛎、贝母等化痰软坚之品。诸药合用,常使肿痛消于无形。同时,陆德铭先生融通中西,遣方用药别具一格,在中医学辨证论治前提下,根据现代药理学成就灵活选用药物,常可提高疗效。如补肾助阳药有激素样作用,能提高细胞期雌激素分泌;和营活血药可改善局部血循环,抑制组织内单胺氧化酶活力,抑制胶原纤维合成,提高免疫功能;生山楂、生麦芽可抑制催乳素的分泌;海藻、昆布有助于刺激促黄体生成素的分泌,改善黄体功能;生何首乌抑制单胺氧化酶活力;桃仁、丹参抗组织纤维化形成;淫羊藿、补骨脂、桃仁、莪术、锁阳等抗癌。

何任验方1则

验方:加减连翘饮子

【药物组成】蒲公英30克,露蜂房9克,连翘12克,皂角刺4.5克,金银花12克,郁金6克,鹿角霜6克,地骨皮6克,生甘草12克,橘核12克,橘叶12克,炒赤芍6克。

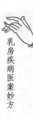

【用法】每日 1 剂,水煎 2 次,早晚分服。

【功效】清热消解。

【案例】黄某,女,35 岁,初诊 1975 年 4 月 21 日。

两侧乳房胀痛有块样物已半载,疼痛甚,时有灼热感,右侧乳头较左侧为大,有黄色液汁外泄,近因人流未满月,以消解先进。予上方治疗。复诊:5 月 1 日药后乳房疼痛已解,灼热亦除,人流适满月,今汛行。以调经疏解为续。

处方:当归 12 克,蒲公英 15 克,连翘 9 克,川芎 4.5 克,赤芍 9 克,白芍 9 克,茺蔚子 9 克,郁金 9 克,橘核 12 克,橘叶 12 克,制香附 9 克,延胡索 9 克,川楝子 9 克,绿豆衣 15 克。5 剂。

三诊:5 月 11 日汛已净,近日尚感乳房疼痛,左侧为甚,并偶有灼热,夜寐不安。上方加疏肝解郁之品而愈。

【诊疗心法要点】乳部有块胀痛,有"乳疬""乳癖"等名,大都由于肝胃不和、气滞痰郁而成,一般无灼热感。本例硬块疼痛,甚至有灼热感,病势有化热倾向。药用连翘饮子加减,重用蒲公英以清热解毒。(《中华名医名方薪传》)

李振华验方 1 则

验方:软坚消癖汤

【药物组成】当归 10 克,白芍 20 克,白术 10 克,茯苓 15 克,柴胡 6 克,香附 10 克,小茴香 10 克,皂荚 5 克,穿山甲 10 克,半夏 10 克,郁金 10 克,石菖蒲 10 克,牡蛎 15 克,昆布 12 克,海藻 12 克,木香 6 克。

【用法】水煎服,每日 1 剂,早晚各服 1 次;同时配服巴腊丸,每次 5 粒,每日 3 次,开水冲服。

【主治】主治乳腺囊性增生病,属肝气郁滞、气滞痰凝者。症见双侧乳房胀痛,月经过后疼痛减轻,平时每遇劳累或精神不愉快时亦明显疼痛,甚至痛连胸臂,有时手碰到乳房亦痛;舌苔薄白、质淡红,脉弦。

【功效】疏肝理气,软坚消癖。

【方义】方中当归、白芍、柴胡、香附、小茴香、郁金、木香疏肝解郁,理气止痛;白术、茯苓、皂荚、半夏、石菖蒲健脾利湿,祛痰散瘀;昆布、海藻、穿山甲、牡蛎软坚散结,通经活血,共奏消除肿块之作用。

【附】巴腊丸制法:巴豆 120 克,黄蜡 60 克。将巴豆去除霉坏,剩余去皮。黄蜡放入铁锅内用小火熔化,再将巴豆放入黄蜡内,务使黄蜡将巴豆逐个包严,然后摊于玻璃板或桌面上,勿使相互粘连或破碎,晾干即可,装瓶备用。(《国家级名医秘验方》)

田从豁验方 1 则

验方

【选穴】肿块局部围刺,天井、膻中、期门。肝肾阴亏者加肓俞、三阴交。

【主治】肝气郁结者,乳房胀痛或肿块,伴情志不畅,胸闷善太息,行经不畅或有痛经或有血块。舌质暗,脉弦,年纪较轻。肝肾阴虚者,乳房胀痛或肿块,伴烦躁易急,潮热,月经量少或月经紊乱,舌红,脉细,年纪多较长(如更年期前后)。

【方义】局部取穴取其调理局部气血、疏通乳络的作用。天井为手少阳三焦经穴,它具有理气消痰、散结化郁的作用,是田老治疗本病的一经验取穴。膻中、期门分别为气之会穴和肝之募穴,针而泻之可疏肝解郁,疏通乳络。肓俞为冲脉与足少阴之会,肾脉由此深入肓膜,取之既可补肾,又可调理冲脉之气。三阴交为足三阴之交会穴,用以调补肝肾。

【临床应用】①肝气郁结者采用泻法,肝肾阴虚者主穴仍以泻法为主或平补平泻法,配穴可适当予以补法。②局部围刺采用肿块周围刺,针尖朝向肿块中心,依肿块的大小而定针数。③可配合耳穴埋豆法,以加强调理肝气、调理内分泌的作用。(《田从豁临床经验》)

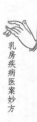

乳 疬

男、女儿童或中老年男性在乳晕部出现疼痛性结块，称为乳疬。相当于西医的乳房发育异常，其特点是乳晕中央有扁圆形肿块，质地中等，有轻压痛。其病因病机，男子由于肾气不足，肝失所养；女子因冲任失调，气滞痰凝所致；中老年发病多因年高肾亏，或房劳伤肾，虚火自炎，或情志不畅，气郁化火，皆能灼津液成痰，导致痰火互结。

乳疬医案

陆德铭验案 3 则

验案 1

蒋某，男，69 岁，初诊 2008 年 11 月 2 日。

患者诉双乳反复胀痛 9 月余。患者双乳胀痛 9 月余，外院诊断为男性乳房异常发育症。此次就诊时，患者自诉 2006 年 3 月至 6 月服用逍遥丸后有所缓解，2006 年 10 月乳痛发作，经治疗效果不明显。有前列腺肥大史 10 余年，常服非那雄胺，7 月 17 日查前列腺特异抗原 8.66 纳克/毫升，外院穿刺示良性前列腺增生。否认肝炎病史，有脂肪肝、高血压、左心肥大等。查：双乳肥大，外上小片块数枚，质中，活动，触痛，腋下(-)。现症：双乳胀满疼痛，急躁易怒，腰酸腿软，苔薄、质紫暗，脉弦细。西医诊断：男性乳房异常发育症。中医诊断：乳疬(肝郁肾虚)。治宜疏肝益肾，化痰散结。

处方：柴胡 9 克，郁金 9 克，香附 12 克，川芎 9 克，泽兰 9 克，莪术 12 克,八月札 30 克,象贝母 12 克,海藻 15 克,生牡蛎 30 克(先煎),白芥子 12 克,山慈菇 12 克,丹参 30 克,肉苁蓉 12 克,淫羊藿 12 克,石见穿 30 克,太子参 12 克,佛手 12 克。14 剂。

服药 2 周,双乳胀痛明显缓解,结块基本消散。因非那雄胺对该病有一定影响,故嘱调整前列腺用药,并续服中药 1 个月。

随访药后诸证俱消,3 个月未发。

验案 2

陶某,男,37 岁,初诊 2009 年 1 月 21 日。

患者诉不育 5 年,双侧乳房增大 5 年。性激素未测,催乳素增高,曾检查脑垂体核磁共振,已排除垂体微腺瘤,婚后未育。嗜食肯德基,曾服用力保健。现症:口腔溃疡常发,时有头痛。舌质淡、苔少,脉濡。西医诊断:男性乳房异常发育症。中医诊断:乳病(肾气亏虚)。治宜补肾益气。

处方:淫羊藿 30 克,肉苁蓉 12 克,巴戟天 12 克,桃仁 15 克,丹参 15 克,三棱 15 克,莪术 30 克,海藻 30 克,山慈菇 15 克,延胡索 15 克,郁金 12 克,香附 9 克,柴胡 12 克,生牡蛎 30 克(先煎),天冬 9 克。14 剂。嘱:忌食鸡肉、保健品。

二诊:服药 2 周,双乳未觉异常,右乳肿块较前变软。苔少,脉濡。上方加夏枯草 15 克,续服 14 剂。嘱:除忌食外尚需多运动,每晚至少 12 点前睡。(《上海名老中医医案精选》)

验案 3

蒋某,男,26 岁,工人,初诊 2002 年 6 月 18 日。

患者左乳晕部结块 3 个月余,就诊前外院诊断为男性乳房异常发育症。就诊时,患者左乳部可触及结块呈椭圆形,约 2 厘米 × 2 厘米,质地较硬,皮色不变,压之疼痛,伴口干咽干,舌红、苔薄黄,脉弦。辨证为肝郁化火。治宜疏肝清火,散结化痰。

处方:柴胡 9 克,牡丹皮 9 克,栀子 6 克,姜半夏 9 克,青皮 6 克,陈皮 6 克,夏枯草 30 克,生牡蛎 30 克(先煎),茯苓 12 克,橘叶 9

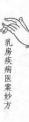

克,香附 12 克。并予本院制剂加味金铃子片 5 片,每日 3 次以理气止痛。

此法辨治用药 2 个月余,结块消散。(舒扬 2004 年第 5 期《江西中医药》)

【诊疗心法要点】"乳疬"之名源于《疮疡经验全书》,当时称之为"奶疬",验案 1 患者性情急躁易怒,病后情绪抑郁,伴胸闷胁痛等症。肝气郁结,气郁化火,炼液成痰,气滞痰凝,痰气互结,络脉失和而发病。故治疗用逍遥散以疏肝理气,二仙汤加减养阴补肾,加生牡蛎、海藻以软坚散结。验案 2 证属肾气亏虚,故治疗上以补肾益气为治疗原则。验案 3 以丹栀逍遥散疏肝清火,二陈汤和胃化痰,加生牡蛎、夏枯草以软坚散结。乳疬在药物治疗的同时,还需重视精神调摄,保持心情愉快,避免恼怒忧思,同时应避免受到治疗其他疾病的药物影响,这些对于本病的治愈,缩短疗程非常重要。

郭诚杰验案 2 则

验案 1

某女,12 岁,学生,初诊 1980 年 6 月 10 日。

患者双乳疼痛有包块 3 个月,触之疼痛明显,上课时胸部不能靠课桌。服止痛药无效,检查见双乳皮色无异常,双乳头下扪及直径约 2 厘米的盘状硬结,触痛明显,边界清楚,活动度可。发育正常,月经未潮,面色略黄而润,舌质淡红,脉平。诊断为幼女中心型乳房发育症。治宜行气活血,散结止痛。

治疗:针刺膻中、屋翳、合谷穴,用平补平泻手法,留针 15 分钟,间日 1 次。

针刺 6 次后,患儿自感疼痛显著减轻,肿块开始变软,再针 4 次后,疼痛消失,包块缩小,继针刺 4 次,悉证俱愈。半年后随访未见复发。

验案 2

某男,57 岁,干部,初诊 1999 年 1 月 8 日。

患者左乳肿块疼痛 5 个月。病初唯觉左乳疼痛,渐见加重,服用止痛药无效,1 个月后左乳开始增大,触及肿块。平素性急易怒。检查见左乳较右乳明显隆起,乳头及皮色无异常,左乳晕下扪及 2 厘米×0.8 厘米扁平状肿块,压痛明显,质地中等,推之可动,表面光滑,颈腋淋巴结不大。舌质略暗、苔薄白,脉弦缓。诊断为男性乳房发育症,证属肝气抑郁,久则气机郁滞,气滞血行艰涩而瘀结成块。治宜疏肝理气,止痛散结。辨证取膻中、屋翳、合谷、肝俞穴,用泻法。

经针 7 次,痛止块软,15 次后肿块明显缩小为 0.5 厘米×0.5 厘米,2 个月后随访,疼痛未作,结块未见。

【诊疗心法要点】郭诚杰先生对乳腺疾病的治疗坚持倡导辨证论治为前提,强调从"气"着手,肝胃并治,兼调冲任,选穴配方精当,因症配合中药内服,提高疗效。验案 1 属气滞血瘀证,治疗上行气活血,散结止痛。而验案 2 证属肝气抑郁,久则气机郁滞,气滞血行艰涩而瘀结成块,治宜疏肝理气,止痛散结。(刘坚,郭英民 2000 年第 2 期《上海针灸杂志》)

李济仁验案 1 则

验案

李某,男,40 岁,干部,初诊 1990 年 9 月 8 日。

患者有乙肝已 3 年,经中、西药迭治,虽乙肝得以控制,但近 4 个月两侧乳房渐发育长大如碗口,且胀痛不适,纳差神疲,浑身酸软。舌淡红、苔薄黄,脉细滑。肝功能异常。诊断:乳病(湿热蕴结肝胃型)。治宜清热利湿,疏肝散结。

处方:茵陈蒿 20 克,焦栀子 12 克,贯众 20 克,夏枯草 15 克,荔枝核 15 克,广郁金 15 克,大黄 9 克(后下),白花蛇舌草 15 克,黄芪

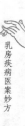

30 克,焦山楂 20 克,焦麦芽 20 克,焦神曲 20 克。

二诊:服上方 20 剂,乳房肿大消失,肝功复查正常。

效方继服 10 剂,以巩固疗效。

【诊疗心法要点】现代医学认为,患者肝功异常,肝脏受损,其对激素灭活功能减退,故致男性乳房发育。方中茵陈蒿汤清利肝胆,辅以夏枯草、荔枝核、白花蛇舌草消肿散结,广郁金理气疏肝,并佐黄芪、焦山楂、焦麦芽、焦神曲实脾扶正。(《济仁医录》)

颜德馨验案 1 则

验案

李某,男,59 岁。

患者左侧乳房增大,无结节,自觉局部胀痛,诊断为男性乳房发育症,经用丙酸睾酮治疗,遗精反复发作,故中断治疗。兼患前列腺肥大,合并炎症。初诊:左侧乳房增大肿胀,并有头昏乏力,心烦易怒,腰痛胫软,小便淋沥不爽,舌紫、苔厚腻,脉细弦小数。乳为肝经循行部位,肝郁气滞,瘀热交蕴,当取疏肝清热化瘀之法。

处方:蒲公英 12 克,王不留行 12 克,石见穿 30 克,白花蛇舌草 30 克,炮穿山甲 4.5 克,红花 9 克,知母 9 克,黄柏 9 克,牛膝 9 克,石韦 12 克,桑寄生 18 克,夏枯草 12 克。

服药 49 剂,乳房增大消退,自觉症状消失。

【诊疗心法要点】验案辨证属于肝火有余,血瘀凝滞,乳为肝经循行部位,肝郁气滞,瘀热交蕴,当取疏肝清热化瘀之法,故用夏枯草、蒲公英、知母、黄柏、白花蛇舌草清肝泻火;王不留行、石见穿、炮穿山甲、红花、牛膝等活血化瘀,软坚散结。(《颜德馨临床经验辑要》)

何炎燊验案 1 则

验案

刘某,42 岁,职工,初诊 1996 年 9 月 25 日。

患者形体高瘦,肤色正常,2 月前,左侧乳晕肿大,有胀感。某医生谓此乃内分泌失调所致,用激素治之,不效,乳病反日渐增大。医生建议手术治疗,患者不愿,就诊于中医外科,按摩挤捏后,用药敷之,局部反痛甚而发热。余检视之,左乳晕中央肿大如拇指头,质中硬光滑,推之稍能活动,皮色发红,边有少量液体渗出,并有灼痛感(据述未敷药前,无此现象)。左腋下淋巴结肿痛,身有低热,微恶寒,脉浮滑数,唇红,舌赤、苔黄。予仙方活命饮加减。

处方:金银花 30 克,浙贝母 20 克,防风 15 克,白芷 15 克,穿山甲 15 克,天花粉 15 克,当归尾 12 克,皂角刺 10 克,甘草 5 克,连翘 20 克,玄参 25 克,牡蛎 25 克,夏枯草 20 克。3 剂,每日 1 剂,水煎 2 次。

二诊:药得显效,寒热罢,灼痛减,淋巴结肿消退,唯乳病肿大如故,脉仍滑数,外热既除,转方攻坚散结除痰。

处方:三棱 15 克,莪术 15 克,穿山甲 15 克,王不留行 20 克,海藻 30 克,皂角刺 15 克,浙贝母 20 克,玄参 25 克,牡蛎 30 克,夏枯草 20 克,白芥子 10 克,栝楼仁 15 克。

自此肿胀日消,13 剂完全恢复正常,后用六味地黄汤合消瘰丸等调理而康。

【诊疗心法要点】"女子乳头属肝,男子乳头属肾",又"真阳不能上注于乳头"所致,此说与西医所论有相似之处,既用睾丸素治之不效,若再用补肾阳之药,恐如火上添油。外科医生挤压敷药,又使之并发感染。何炎燊先生不为成说所拘,借用外科治阳热症之仙方活命饮,以清热解毒消肿,因病非疮疡,故去乳香、没药,而加连翘清热,合消瘰丸、夏枯草除痰散结。外热解后,细察其形神脉舌全无肾虚之象,故继用攻坚破结祛痰之峻剂治之,即收良效,而无任何损肾伤正之副作用。(《何炎燊医著选集》)

乳 漏

生于乳房部或乳晕部的脓肿溃破后，久不收口而形成管道者，称为乳漏，其特点是疮口脓水淋漓，或杂有乳汁或豆腐渣样分泌物，经久不愈。乳房部乳漏，多因乳痈失治，脓出不畅；或切开不当，损伤乳络，乳汁从疮口溢出，以致长期流脓、溢乳而形成；或因乳痨溃后，身体虚弱，日久不愈所致。而乳晕部漏管，多因乳头内缩凹陷，感染毒邪；或脂瘤染毒溃脓，疮口久不愈合而成。

乳漏医案

贺普仁验案 1 则

验案

陈某，女，30 岁，初诊 2002 年 5 月 29 日。

患者诉乳漏 2 年余。病史：自 2000 年 3 月发现乳漏（非哺乳期），挤压乳房时乳汁便从乳内溢出，色白，无乳房红肿疼痛，无痞块硬结，伴月经量少、色淡，每次仅持续 2 天，到某医院妇科就诊，查：泌乳素正常；做乳房红外线扫描，除发现双侧轻度乳腺增生外，未见其他异常；做头颅核磁共振正常。考虑为内分泌失调，未予特殊治疗。既往史：2000 年发现高血压，近 2 年体重增加近 10 千克，查：双乳外观正常，无红肿及硬结；舌质淡、苔白，脉沉细。辨证为肝郁脾虚，气血不足，冲任失调。治宜疏肝健脾，补益气血，调理冲任。

治疗：患者仰卧位，用 1 寸毫针刺双侧足临泣，留针 30 分钟，每

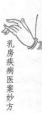

周针 2 次。

治疗 1 次后,溢乳量已明显减少,共治疗 5 次而痊愈,随访 1 年未复发。

【诊疗心法要点】在本验案中,贺普仁先生取足临泣治疗此病,有以下两个原因:其一本患者在 2 年前体检时发现高血压病,思想负担较重,心情抑郁,肝气郁结,久则影响肝的疏泄,足临泣是足少阳胆经的穴位,肝胆相表里,针取足临泣以清泻肝胆,肝气条达,乳汁自安。其二,本病例中,患者近 2 年纳食较少,气血生化无源,渐出现冲任功能失调,足临泣是八脉交会穴之一,通于带脉。针刺足临泣能调节冲脉、任脉、带脉功能,补益气血,而奏固摄敛乳之效。

何任验案 1 则

验案

俞某,女,31 岁,初诊 1976 年 5 月 1 日。

患者半年前发现乳漏,服药 10 余剂未见显效,肢酸软,略形寒,心悸,烦躁,嗜睡,乳部有块如指,自感疑虑丛生,宜补益兼敛涩。

处方:党参 12 克,制半夏 9 克,五味子 9 克,白术 12 克,海螵蛸 9 克,制香附 9 克,干姜 4.5 克,八月札 12 克,甘草 6 克,陈皮 6 克,麦芽 30 克,肉桂 4.5 克(分 2 次冲)。6 剂,每日 1 剂,水煎服。

二诊(1976 年 5 月 6 日):乳溢已解,乳有块如指,悸忡烦闷,面潮红,嗜睡疲乏。

处方:党参 12 克,姜半夏 6 克,五味子 9 克,白术 9 克,香附 9 克,炙甘草 4.5 克,陈皮 6 克,八月札 9 克,蒲公英 15 克,干姜 4.5 克,麦芽 30 克,郁金 9 克,逍遥散 12 克(包煎)。7 剂,每日 1 剂,水煎服。

三诊(1976 年 5 月 15 日):前方有效,再服以巩固之。

处方:党参 12 克,北沙参 9 克,姜半夏 6 克,干姜 4.5 克,五味子 9 克,制香附 9 克,玄参 9 克,八月札 9 克,蒲公英 24 克,麦芽 30 克,肉桂 3 克(另包冲),陈皮 6 克,逍遥散 12 克(包煎)。7 剂,每日

1 剂,水煎服。

【**诊疗心法要点**】验案中乳漏见于哺乳停后的 2 年,乳汁不收,时时流漏,脉症俱呈虚象,乳部有块如指状,虚中有滞,故加麦芽、制香附、八月札以疏化,又加逍遥散、郁金以散郁结,这是常治法之外的变法。(《国医大师验案精粹》)

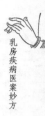
巨 乳 症

巨乳症医案

郭诚杰验案1则

验案

某女,28岁,已婚,初诊1980年8月3日。

患者双乳迅速增大2个月,较哺乳期明显增大,兼见双乳沉重垂胀感,但无疼痛,为此心烦易怒,顾虑重重。初产哺乳1年后断乳,延今已过半年,月经未见异常。检查见体形正常,双乳增大到胸胁处,乳头已下垂至上腹中部,触其双乳腺体丰满柔软,内有不规则的硬结,无压痛感,乳头、乳晕、乳房皮色无异常,腋下淋巴未及。诊断为乳房肥大症,辨证为肝气郁结,经气不利,肝胃气血运行不畅,气滞及血,冲任不调,乳房气血渗溢,濡养失调。治宜疏肝理气,兼调冲任。

治疗:针刺屋翳、膻中、合谷、三阴交和肩井、天宗、肝俞,予平补平泻手法,两组穴位交替使用,日行1次,留针30分钟。连针8次,休息4天,继续下一个疗程。

经5次针治,双乳垂胀重感消失,1个疗程后,双乳开始回缩,经治4个疗程,双乳已回缩至胸外缘以内,双乳头抬高至第6肋缘,据患者述乳房已恢复到哺乳时的大小。腺体丰满柔软,乳房内未及硬结。

【诊疗心法要点】在历代文献古籍医案中,均无与青春期乳房异常发育相似的病症记载,亦无中医古病名相对应。郭老先生对乳腺疾病的研究,至今已20年余,积累了丰富的临床经验。诊治中郭老坚持倡导辨证论治为前提,强调从"气"着手,肝胃并治,兼调冲任,选穴配方精当,因症配合中药内服,提高疗效。(刘坚,郭英民2000年第2期《上海针灸杂志》)

陆德铭验案1则

验案

郭某,女,15岁,初诊2013年3月7日。

患者因术后虚弱,未远赴上海就诊。家属代诊诉:双乳青春期巨乳症1年余,双乳单纯全切术后3周。患者于2010年8月胸部开始发育,至2011年4月双乳已如成人,且生长迅速。当地医院乳腺专科诊断为双乳青春期巨乳症,查垂体、上腹部核磁共振成像均未见异常;双侧肾上腺及双肾未见异常;妇科B超检查:子宫及卵巢未见异常;性激素6项、血糖、甲状腺指标均在正常范围。同年5月即行双乳肿块切除术。术后病理示:青春期乳腺发育伴间质的假血管瘤样增生。免疫组化:ER(-),PR(-),糖基化I型跨膜糖蛋白CD34(+),血小板-内皮细胞黏附分子CD31(-),平滑肌肌动蛋白SMA(+)。但术后双乳又迅速增大,病情反复发作,一般3~4个月复发。先后于2011年8月、2012年3月、2012年7月、2012年10月、2012年12月行数次肿块切除手术或乳腺腺体切除术,术后病理检查均符合双乳假血管瘤样间质增生病诊断。患者曾就诊于不同的中医师,多以活血化瘀、疏肝理气、软坚散结为治则,服中药治疗,效欠佳。

2013年2月19日因双乳巨大肿块于北京某医院行右乳肿块切除+病理,术中右乳肿块切除。3点位大小:3.5厘米×3厘米×1厘米;5点位大小:2.5厘米×1.5厘米×0.6厘米;肿块呈灰红灰黄色,局部似有包膜,切面淡黄、实性、质中。病理诊断:乳腺发育(乳腺肥大),上皮旺炽性增生及假血管瘤样间质增生,局部可见异物及巨细胞反应活跃,累及胸肌浅层,有局部浸润与复发趋向。免疫组化染色显示间质成分:核增殖抗原 Ki67 < 5%(+),CD31 血管(+),CD34 弱(+),内皮细胞 D2-40(-),actin(pan)抗体(-),beta-catenin 单克隆抗体(-),S-100 蛋白(-),CD117(-),结蛋白 Desmin(-)。即再次手术行双乳单纯全切除术。

术后病理经天津某医院会诊示:乳腺纤维脂肪组织中见增生的导管结构,导管开放,部分扩张,但无小叶结构;上皮旺炽性增生,导管周围的间质由稀疏的梭形细胞组成,呈假血管瘤样改变;间质核分裂 3~5 个/10HPF,增生上皮亦可见核分裂,病变与周围脂肪有交错,考虑乳腺发育伴上皮增生与假血管瘤样间质增生。术后创面愈合良好。

2012 年 8 月患者月经初潮,欠规则,2 个月行经 1 次。目前精神食欲尚可,夜寐安好。患者家属否认有家族乳腺疾病史,否认有特殊药物及营养保健品食用史。西医诊断:双乳乳腺假血管瘤样间质增生病,双乳全切术后。辨证:冲任失调,痰瘀凝结,气血不足。治宜调摄冲任,补益气血,软坚散结,活血化瘀。

处方:生黄芪 15 克,当归 12 克,淫羊藿 15 克,山茱萸 10 克,赤芍 30 克,山慈菇 15 克,三棱 12 克,莪术 30 克,夏枯草 30 克,海藻 30 克,石见穿 30 克,蛇六谷 30 克,制天南星 30 克,露蜂房 12 克,天龙 9 克,半枝莲 30 克。每日 1 剂,水煎服。同时告知饮食宜忌,宜多食蔬菜,少油腻等高脂肪食物,忌食含有雌性激素或生长激素的食品或保健品,如蜂乳、蜂胶、蛋白质粉、胎盘粉、花粉等。

二诊(2013 年 7 月 11 日):症情稳定,胸前区未有肿块再复发;服药后胃无不适,精神食欲尚可,夜寐安好;月经 2 个月 1 行,中量,无痛经。查:发育良好,稍瘦弱,两乳单纯全切术后外观愈合良好,胸前区未见膨隆,触诊未及异常肿块。舌淡、边有齿痕、苔薄白腻。上方加龙葵 30 克。

三诊(2013 年 12 月 19 日):患者每日坚持服用上方中药汤剂治疗(经期停用),胃无不适,精神、食欲尚可;月经周期约 50 天,经量适中。

2013 年 10 月随访中再次发现双侧胸壁肿块、右腋下较小肿块，于北京某医院行双侧胸壁肿块、右侧胸大肌外侧、右腋下肿块切除术＋病理检查。病理检查示：纤维脂肪组织中可见乳腺腺管，形态不规则（扩张、拉长、分支状、裂隙状、无小叶结构形成）；腺体周围间质淡染，细胞（间质细胞、血管内皮及炎细胞）稍丰富，核分裂罕见，局部间质有轻度假血管瘤样增生。左胸壁肿块：局部增生的纤维组织中有异物巨细胞反应。右胸壁肿块：部分腺管扩张呈囊肿改变，腔内有泡沫状组织细胞，周围有炎细胞浸润，真皮有角囊肿形成，异物巨细胞反应。右侧胸大肌外侧肿块：腺上皮核分裂增多；腺管周围间质细胞偶见核分裂（4 个/50HPF），淋巴结 1 枚呈反应性增生；另见横纹肌组织与乳腺组织分界清楚。右腋下肿块：腺管局部形成小叶雏形，腺管周围细胞数较其他部位少，无明确的假血管瘤样增生。8 枚淋巴结呈反应性增生。

陆师考虑患者此次局部复发，病变范围缩小，病情减轻明显。经肿块切除及病理检查结果显示：假血管瘤样增生，局部增生组织呈纤维异物巨细胞反应，细胞核分裂减少，趋向良性。辨证：冲任失调，痰瘀凝结。治宜调摄冲任，软坚散结。

处方：生黄芪 15 克，淫羊藿 15 克，山茱萸 10 克，鹿角片 10 克，夏枯草 30 克，海藻 30 克，山慈菇 15 克，制天南星 30 克，三棱 15 克，莪术 30 克，石见穿 30 克，皂角刺 30 克，生牡蛎 30 克。

随访至发稿，患者症情未再有复发，胸前区无肿块且无肿痛不适感。

【诊疗心法要点】乳腺假血管瘤样间质增生是一种乳腺良性间质增生性病变，患者多为绝经前期女性，临床表现可为结节状增生或弥漫性增生病变，目前主要的治疗方法为手术治疗。有学者报道"麦默通手术——真空辅助旋切吸抽＋病理活检术"具有良好疗效，复发率低，但术后仍需按类似纤维腺瘤病例行定期临床随访。如病变呈弥漫性、多灶性，单纯肿块或乳腺象限手术切除不一定可全部清除病变，可行乳房切除术及外科乳房重建术。

但根据患者病症分析、四诊合参,考虑病在冲任,源于肝肾。冲任二脉皆属于肾,若冲任失调,则肾气不充。肝肾同源,肾亏及肝,肝失所养,久之肝肾不足,阴阳失调,相火偏亢,则冲任二脉亦为病。本案患者现年 15 岁,发病时 13 岁,形体瘦弱,月经尚未初潮即发病,先天肝肾不足,精血亏虚。且患病以来,其他医家分别以活血化瘀、软坚散结、破血消癥为治则行攻伐之治,但疗效均不佳,病情反复发作,造成患者多次乳腺肿块手术切除治疗,耗伤气血,正气虚衰。

方中淫羊藿、山茱萸温肾助阳,调摄冲任,其性温而不热,质润而不燥,从根本上调整内分泌紊乱,调整体内阴阳平衡,是治疗乳房增生疾病的根本之法。生黄芪、当归、赤芍补气养血,扶正化瘀;三棱、莪术破瘀散结;夏枯草、山慈菇、海藻软坚消肿。考虑西医病理提示有局部浸润和复发趋向,适当使用中药抗肿瘤药物,如蛇六谷、石见穿、制天南星、露蜂房、天龙、半枝莲等,以起到抑制肿瘤病变的作用,预防复发恶变。(胡之华,陆德铭 2014 年第 3 期《上海中医药杂志》)

乳 衄

　　乳窍溢出少量血液,称为乳衄。本病多发于 40～50 岁经产妇女,其特点是乳头单个或多个乳孔溢出血性液体,或有乳晕下单发肿块。引起乳衄的疾病有多种,如乳腺导管内乳头状瘤、乳腺癌、乳腺增生病等。乳腺导管内乳头状瘤包括大导管内乳头状瘤和多发性导管内乳头状瘤,前者发生在大乳管近乳头的壶腹部,后者发生在乳腺的中小导管内。乳头属肝,忧思郁怒,肝气不舒,郁久化火,迫血妄行。或因肝郁伤脾、肝脾不和、脾失统血、血不循经所致。

乳衄医案

郭诚杰验案 2 则

验案 1

　　某女,45 岁,工人,初诊 1982 年 3 月 2 日。

　　患者右乳头溢液 3 个月,逐渐加重,但无痛感,伴有月经量少,周期紊乱。1 个月前经西安某院检查确诊为乳管内乳头状瘤,准备手术,因见病友术后痛苦状态,拒绝手术,为此情绪颓丧,悲伤不已,性情更见急躁,心烦易怒,夜间难以入寐。检查见双乳对称,外观未见异常,右乳头有清晰粉红色液体自溢,量多,挤压时溢液呈喷射状,但未触及肿块。证属肝气郁结,脾失统血。治宜疏肝理气,健脾统血。

　　治疗:针刺屋翳、乳根、合谷、足三里和肝俞、膈俞、脾俞。轮流选用,日针 1 次,除膈俞、脾俞、足三里用补法,余穴均为泻法。

经 10 次针治后,右乳溢液量未减,但颜色变浅,质较前清晰。

再针 10 次,溢液减少,挤压时方见溢出,无喷射状,液呈清亮色,故继续针治。为巩固疗效,又配服加味逍遥散加减。

经过 30 次针治,兼配服中药 8 剂后,右乳溢液挤压时未见溢出,近期治愈,以后随访,未见复发。

验案 2

车某,女,34 岁,农民。

患者诉左乳头溢液 1 年余,但无疼痛。某院 X 线造影确诊为乳腺导管内瘤,建议手术,因患者拒绝而来诊。诉:平时下水地劳作,伴月经延期,经来腹痛,婚后 10 年未育,曾服中西药无效。检:舌质淡红、苔薄白,脉弦,用手挤压乳头可见血性溢液,内衣见有血迹印斑数处,病属乳衄。郭老认为此患者因经常下水劳作,水湿寒邪客于胞宫,经期不能按时而至,兼之婚后 10 年未育,常有忧思,肝气不舒,致使冲任失调,肝郁横逆,上冲乳络,迫血妄行所致。故治宜温肾散寒,疏肝解郁止血。因患者住所离医院较远不能按时针灸,故改服用中药治疗,药用温经汤合柴胡散加减。

处方:吴茱萸 10 克,当归 15 克,川芎 9 克,白芍 15 克,人参 9 克,桂枝 10 克,牡丹皮 9 克,半夏 9 克,柴胡 10 克,青皮 9 克,山慈菇 9 克,草重楼 10 克。

经 4 个月治疗,乳头血性溢液消失,停服中药,1 年后生产一女,事隔 16 年来访,告知一切均正常。

【诊疗心法要点】验案 1 属于乳管内乳头状瘤引起的乳衄,患者情绪颓丧,悲伤不已,性情急躁,心烦易怒,夜间难以入寐,证属肝气郁结,脾失统血。故以疏肝理气、健脾统血为治疗原则。针刺屋翳、乳根、合谷、足三里和肝俞、膈俞、脾俞,起到了良好的效果。验案 2 属于乳腺导管内瘤引起的乳衄,患者因经常下水劳作,水湿寒邪客于胞宫,经期不能按时而至,兼之婚后 10 年未育,常有忧思,肝气不舒,致使冲任失调,肝郁横逆,上冲乳络,迫血妄行所致,故治宜温肾散寒,疏肝解郁止血。(刘坚 1999 年第 3 期《中医文献杂志》)

乳汁潴留性囊肿

乳汁潴留性囊肿,中医文献中少有记载,而临床中并不少见。现代医学认为,本病多因炎症、外伤等原因造成乳腺导管阻塞,瘀积的乳汁使导管呈囊性膨胀,腺泡破裂彼此融合,从而形成大小不等的囊肿。一般以针刺抽吸或行局部囊肿摘除术治疗。

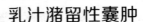 **乳汁潴留性囊肿医案**

陆德铭验案 1 则

验案

沈某,女,27 岁,初诊 2011 年 3 月 4 日。

患者右乳结块 2 月余。初起因产后乳汁分泌不畅,形成结块后逐渐增大,经注射苯甲酸雌二醇,乳汁分泌逐渐减少,现无乳汁分泌,恶露已尽。检查:右乳房以乳头为中心有一约 6 厘米×7 厘米结块,质地坚实而硬,表面光滑,边界清楚,与皮肤无粘连,局部红不热,无触痛,亦未及波动感,挤压结块无乳头溢液,腋下无淋巴结肿大,左乳无殊。舌苔薄、质淡胖,脉细。证属产后乳管阻塞,乳汁郁滞。治宜疏肝活血,调冲消肿。

处方:路路通、当归、青皮各 12 克,赤芍、白芍、柴胡、王不留行子、泽兰、桃仁、丝瓜络各 9 克,益母草、生山楂、莪术、生黄芪各 30 克。

二诊:服药至 3 月 18 日,恶露已尽,结块明显缩小,约 4 厘米×1.5 厘米。药中病机,治守原意。原方去当归、益母草,加入穿山甲

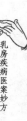

片 12 克,忍冬藤 15 克。

三诊:续服至 4 月 5 日,结块缩小,约 3 厘米 ×3 厘米,质地较前为软,舌苔薄,脉濡。治守原法出入,前方加皂角刺、海藻各 30 克。

随证加减治疗近 3 个月,结块消失。

【诊疗心法要点】陆德铭先生认为乳汁是冲任气血所化,其厚薄有赖于冲任之盛衰,其运行主于肝气之疏泄,若产后乳管阻塞,乳汁郁滞,气血凝滞,则易形成本病。故治疗当以疏肝活血、通络消肿为主。药选柴胡、青皮等疏肝理气散结;当归、赤芍、泽兰、桃仁、莪术等和营消肿,王不留行子、路路通、穿山甲片、丝瓜络等疏通乳络;生山楂等回乳通络散结。此外,因乳汁郁久不化,常挟痰瘀结聚成块,宜用皂角刺、海藻等消痰散结化瘀的药物。(阙华发 1994 年第 9 期《浙江中医杂志》)

乳　核

乳核是发生在乳房部最常见的良性肿瘤,相当于西医的乳腺纤维腺瘤。其特点是好发于 20～25 岁青年妇女,乳中结核,形如丸卵,边界清楚,表面光滑,推之活动。

其病因病机,一是因情志内伤,肝气郁结,或忧思伤脾,运化失司,痰湿内生,气滞痰凝;二是冲任失调,气滞血瘀痰凝,积聚于乳房胃络而成。

乳核医案

孙光荣验案 1 则

验案

黄某,女,22 岁,初诊 2009 年 1 月 9 日。

患者乳腺纤维瘤术后复发。刻下症见:舌红、苔薄白,脉细涩。西医诊断:乳腺纤维腺瘤。中医诊断:乳癖。辨证:肝郁气滞,痰瘀阻络。治宜理气活血通络,软坚散结。

处方:台党参 15 克,生北黄芪 15 克,丹参 12 克,金钢刺 12 克,川郁金 12 克,丝瓜络 6 克,珍珠母 15 克,云茯神 15 克,炒酸枣仁 15 克,北枸杞 15 克,生牡蛎 15 克(先煎),生甘草 15 克。7 剂,每日 1 剂,水煎服。

二诊:服上方后,舌尖红、苔薄白,脉同前。

处方:台党参 15 克,生北黄芪 15 克,丹参 12 克,白鲜皮 10 克,蝉蜕 6 克,珍珠母 15 克,川郁金 12 克,丝瓜络 6 克,生牡蛎 15 克,北枸杞15克,刺蒺藜10克,生甘草15克,杭白菊10克,七叶一枝花6克(包煎)。14剂,每日1剂,水煎服。

三诊:服上方后,无明显变化。舌红苔少,脉弦涩。

处方:潞党参15克,生北黄芪10克,丹参10克,法半夏7克,广橘络7克,丝瓜络7克,路路通10克,珍珠母15克,生牡蛎15克,黄药子6克(包煎),川郁金10克,生甘草5克,蒲公英15克。7剂,每日1剂,水煎服。

四诊:经来腹痛,乳腺纤维腺瘤无明显变化,伴有咽部不适。舌红苔少,脉细。

处方:潞党参15克,生北黄芪10克,丹参10克,法半夏7克,广橘络7克,路路通10克,制香附12克,吴茱萸10克,补骨脂10克,蒲公英15克,丝瓜络6克,刺蒺藜10克,延胡索10克,木蝴蝶10克,生甘草5克。7剂,每日1剂,2次服。

五诊:服上方后,咽痛减轻,瘤体缩小。舌红苔少,脉弦细。

处方:潞党参15克,生北黄芪10克,丹参10克,山慈菇12克,法半夏7克,广陈皮7克,路路通10克,川郁金10克,丝瓜络7克,麦冬10克,木蝴蝶10克,生甘草5克,当归片10克,制香附10克。14剂,每日1剂,水煎服。

继服上方20余剂后,瘤体软化、缩小,诸证好转,效果显著。

【诊疗心法要点】孙光荣教授的临床学术观点是:护正防邪,存正抑邪,扶正祛邪。临床思辨特点是:调气血,平升降,衡出入。该案为中医"乳癖"之范畴,乃久病入络,脉症合参,其病机为:肝用太过,横逆犯胃,痰瘀互结。治当理气活血通络,佐以软坚散结。临证时强调理气活血、软坚散结及柔肝等方法的应用。用药细腻,实则苦心斟酌以出之,诚以调理内伤久病之法。该病治疗过程,四面照顾,通盘打算,多复杂碍手之处,用药灵活,而获良效。(李彦知,杨建宇,张文娟,等2010年第1期《中国中医药现代远程教育》)

更年期综合征医案妙方

更年期综合征

更年期综合征是妇女在绝经前后由于卵巢功能下降,下丘脑－垂体－性腺轴平衡失调,从而出现一系列以自主神经功能失调为主的血管舒缩及神经精神症状,如:月经紊乱、烦热汗出、眩晕耳鸣、胸闷心悸、心烦易怒、失眠甚而出现情志异常、腰酸腿软、面目肢体浮肿、尿频等症。《素问·上古天真论》:"女子七岁……二七而天癸至,任脉通,太冲脉盛,月事以时下,故有子……五七,阳明脉衰,面始焦,发始堕;六七三阳脉衰于上,面皆焦,发始白;七七任脉虚,太冲脉衰少,天癸竭,地道不通,故形坏而无子也。"

更年期综合征医案

陈可冀验案 2 则

验案 1

田某,女,40 岁,中国旅行社干部,初诊 2003 年 10 月 28 日。

反复胸闷、头晕 3 个月。患者近 3 个月来阵作胸闷发憋,且伴有头晕,服复方丹参滴丸好转。另伴有后背凉、少腹胀,曾行多项理化检查均未发现异常。平时经常出现发热、汗出、心烦,食纳、二便可。既往病史无特殊,月经经期近半年不准。查体:舌红、苔黄,脉弦细。血压 100/70 毫米汞柱,心率 72 次/分。西医诊断:更年期综合征。中医诊断:胸痹,肝经郁热。治宜疏肝理气,清热通络。方选丹栀逍遥散加减。

处方:牡丹皮 10 克,黑栀子 10 克,银柴胡 12 克,白芍 10 克,枳壳 10 克,川芎 10 克,郁金 10 克,合欢皮 20 克,忍冬藤 20 克。

二诊(2003 年 4 月 28 日):自诉服上方 7 剂后症状明显好转,以后每遇症状加重即服此方。近日月经期延长、心烦腹痛、大便黑、暗哑。查舌尖红、苔少而干、脉沉细。前方加四物汤之当归 12 克、赤芍 10 克、生地黄 12 克以加强滋养阴血之功。

【诊疗心法要点】选用了出自《太平惠民和剂局方》的逍遥散,为四逆散去枳实加用白术、茯苓、当归、薄荷、生姜等,在疏肝同时,以健运脾胃,后又加用四物汤养肝血以益肝阴,因患者具有发热、汗出、心烦等肝郁化热之象,故而又加用牡丹皮、黑栀子用于治疗肝郁血虚脾弱之证。功在疏肝解郁,健脾养血。逍遥散用于治疗肝郁血虚脾弱者,特别是心血管、妇科疾病。对于肝郁日久,内生郁热者,加用牡丹皮、栀子,银柴胡易柴胡组成丹栀逍遥散以加强清肝凉血之功。更年期患者雌激素水平下降,本方具有温和的类似雌激素样活性,有报道药理学试验证实本方可增加雌性小鼠子宫重量,减低雄性小鼠精囊重量,并通过使鼠脑纹状体、丘脑下部、边缘系统的多巴胺的代谢产物高香草酸的升高而抑制中枢神经系统,从而为本方治疗更年期综合征提供依据。方中还加用归肝心二经、性味辛苦寒的郁金,既活血行气,又清心解郁,《本草汇言》云:"其性轻扬,能散郁滞,顺逆气,心肺肝胃气血火痰郁遏不行者最验。"川芎"上行头目,下行血海",《灵枢·海论》云:"冲为血海。"冲脉在妇女月经来潮中起重要的调节作用,故陈老师不仅在治疗心脑血管疾病中常用本品,而且亦以之作为妇科调经活血之要药。川芎作为"血中气药",与"气中血药"之郁金气血并调,相得益彰,为陈老师临证治疗调和气血的常用药对。合欢皮于《神农本草经》中曾言其"合欢味甘平,主安五脏,和心志,令人欢乐无忧,久服轻身明目,得所欲"。陈老师常用本品解郁安神,治疗自主神经功能失调及更年期综合征等疾病出现心烦抑郁、心悸失眠者。忍冬藤不仅清肺胃热，又可清心经热，其清热之力稍逊，但通络之功较强，用于治疗背部不适感。本案堪称陈老师运用疏肝法治疗更年期综合征之典型范例，值得借鉴。

验案2

贺某，女，56岁，北京人，初诊2003年8月5日。

畏寒、畏风1年。患者近1年来经常出现畏寒、畏风、汗出、乏力、气短、心慌、恶心、食纳少、腹胀、口干、夜眠差，经多项理化检查，均未发现异常，在北京多家大医院诊为自主神经功能失调。服用多种中西药物，症状好转不明显，现已停经2年，既往无特殊病史。查体：舌暗、苔白腻、脉沉滑。血压120/70毫米汞柱，心率72次/分。西医诊断：更年期综合征。中医诊断：郁证，冲任失调。治疗原则：调补冲任。方选二仙汤加减。

处方：仙茅20克，淫羊藿30克，巴戟天30克，金毛狗脊30克，肥知母10克，枸杞子20克，生黄芪20克，夜交藤30克，甘松10克，补骨脂20克。

二诊（2003年8月11日）：患者服前方3剂自觉诸证好转、排气顺畅，后受凉再次出现前述症状加重。查：舌暗红、苔白微黄，脉细。上方加砂仁6克、山茱萸10克、黄柏6克以加强滋阴清热行气之功。另加人工麝香0.15克，每日2次共研末兑入汤剂中。

三诊（2003年8月20日）：患者畏寒畏风之症好转，汗出减轻，上午精神较好，下午疲倦明显，由原来不能行走到可行走1小时，排气较前明显顺畅，食纳略有好转，夜眠欠佳。查：舌暗、苔较前变薄不腻，脉沉弦。前方加焦山楂、焦麦芽、焦神曲、焦槟榔、炒酸枣仁各15克以加强健胃消食、养心安神之功。

四诊（2003年8月27日）：患者现排气好、便稀，畏寒明显减轻，仍有畏风，夏天未敢穿短袖上衣，然转入秋季后却开始穿短袖衣服，汗出明显减轻，活动量明显加强，语声较前响亮，食纳明显好转，已无以前食后胃脘不舒之感，夜眠好转不明显。查舌暗、苔白腻略

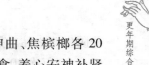

厚,脉弦、沉象减轻。上方加焦山楂、焦麦芽、焦神曲、焦槟榔各 20克,炒酸枣仁、仙茅、补骨脂各 30 克以加强健胃消食、养心安神补肾之功;人工麝香 3 克,每日 1 次共研末兑入汤剂中;再加三七粉 1克,每日 2 次兑入汤剂中。

五诊(2003 年 9 月 3 日):近日左足跟痛明显,在北京某大医院诊为左足跟骨膜炎,仍有轻度畏寒,近日腹泻明显,最多时每日 4次,乏力下午 2 点后明显,夜眠差。查:舌暗尖红、苔白微腻,脉沉弦滑。上方加炒白术 15 克、肉桂 3 克、玫瑰花 6 克以加强健脾补肾、引火归元安神之功;人工麝香 3 克减为隔日 1 次共研末兑入汤剂中。三七粉原剂量应用。

六诊(2003 年 9 月 9 日):近日左足跟痛不明显,仍有轻度畏寒,乏力下午 2 点后明显,偶尔停用半年来一直服用的西药安眠剂,但不如用西药安眠剂时睡得好。查:舌暗、苔白微腻,脉沉略弦。上方加肉桂 6 克、黄连 10 克以加强引火归元、交通心肾、安神之功;人工麝香、三七粉原剂量应用。

七诊(2003 年 9 月 29 日):近日已无汗出、左足跟走久时方觉疼痛明显。核磁共振结果:多节腰椎间盘突出,向两侧后方压迫神经根,以右侧为主。夜眠只在情绪大波动时才受影响,已连续停用西药安眠剂 1 周。查:舌暗、苔薄黄,脉细滑。上方去玫瑰花,加延胡索 12 克以加强活血止痛之功。人工麝香、三七粉继用。

八诊(2003 年 10 月 17 日):患者近日口干苦、下肢发凉。查:舌脉同前。肉桂减至 3 克,加用天花粉 15 克以防温性药伤阴,同时加强养阴生津之功。

九诊(2003 年 10 月 24 日):患者上班 1 周来劳累、受凉、激动时可出现心慌、胸闷、双目不欲睁开、乏力、口干、颈后及双下肢发凉、汗出不多。查:舌淡红、苔白,脉沉弦。上方加葛根 30 克、肉桂 6克,去天花粉,以加强温经解痉之功。

十诊(2003 年 11 月 2 日):自觉口干口苦、夜眠差,停中药 4 天后无大便。查舌暗、苔薄白,脉沉略弦。9 月 29 日方去甘松、肉桂,加天花粉 30 克、天冬 15 克、麦冬 15 克以防温性药伤阴,同时加用养阴生津之品。另取 9 月 29 日方 6 剂共研细末,水蜜各半为丸,如绿豆大,每次 20 粒,每日 3 次。

十一诊(2004 年 1 月 5 日):偶有夜眠不安、口苦、口干,现已停用劳拉西泮、利维妥等解郁调理睡眠之药 4 个月。查舌淡红、苔薄白,脉沉弦。加用:夜交藤 30 克、枸杞子 30 克、玄参 30 克以加强滋阴补肾安神之功。

十二诊(2004 年 2 月 16 日):停药 1 月余,20 余天前着凉出现畏寒、乏力、嗜睡。查舌暗、边有齿痕、苔薄白,脉沉滑。上方继用。

十三诊(2004 年 2 月 24 日):患者自觉诸证明显好转,上方继用。

十四诊(2004 年 3 月 31 日):口干已不明显,余无明显不适,上方去天冬、麦冬。

十五诊(2004 年 4 月 19 日):近日出现干呕、上身汗出、烦热、腰以下怕凉、时有胸闷心烦,近日发作老年性阴道炎。查舌暗、边尖红,脉沉弦。以阴阳失调之脏躁辨治。方以二仙汤、桂枝汤、交泰丸加减。

处方:鹿茸(后下)10 克,金毛狗脊 15 克,补骨脂 30 克,巴戟天 30 克,淫羊藿 30 克,全蝎 10 克,蜈蚣 10 克,肉桂 6 克,黄连 6 克,桂枝 10 克,白芍 10 克,生姜 6 克,甘草 6 克,大枣 10 枚。

十六诊(2004 年 4 月 28 日):干呕、上身汗出、烦热、腰以下怕凉明显好转。舌暗、苔薄白,脉细滑。上方继用。

【诊疗心法要点】陈老师使用了后人创制的调和阴阳、滋阴降火的著名方剂二仙汤。陈老师曾引《素问·生气通天论》云:"凡阴阳之要,阳密乃固,两者不和,若春无秋,若冬无夏,因而和之,是谓圣度。"更年期患者,由于脏腑阴阳气血的偏盛偏衰,可出现多种复杂证候,此时陈老师尤喜使用本方寒热并用,补泻合剂,表里双解,苦辛分消,使阴阳归于平复,气血归于调和,脏腑归于充和,虚实归于补胃,诸证自解。二仙汤内含仙茅、淫羊藿、巴戟天、知母、黄柏、当归,其中仙茅、淫羊藿、巴戟天均属补肾壮阳、祛风除湿之品,仙茅辛热之力最强,药性燥烈,久用伤阴;淫羊藿辛温,燥烈之性不及仙茅;

巴戟天辛甘微温,温而不燥,补而不滞,兼养益精血;知母、黄柏滋阴降火,二者与前述补益肾阳药物合用,防温燥太过;当归养心肝之血,防大队补阳药伤阴耗血,养血活血,为治疗血虚血瘀之常用药,为妇科调经之要药。现代药理研究已经证实本方具有抗衰老、调节免疫、增强下丘脑-垂体-卵巢促黄体功能、调节神经系统等多方面的功能,用于治疗更年期患者多种神经精神及内分泌、骨质疏松疾患。一诊陈老师根据患者畏寒、畏风等阳虚症状较著,故加用金毛狗脊补益肝肾、强壮筋骨、调理冲任;补骨脂温肾补脾、强筋壮骨、敛肺止泻,男女虚劳均喜用之;生黄芪益气固表,气血双补;枸杞子补肝肾、益精血、顾护阴液;夜交藤甘平,入心肝二经,养心安神,祛风通络;甘松辛甘温,归脾胃二经,《本草纲目》云:"甘松芳香,能开脾郁,少加入脾胃中,甚醒脾气",用于治疗寒凝气滞之脘腹胀痛、恶心、不思饮食。二诊加用砂仁以加强温中化湿、醒脾开胃之功,与白豆蔻作用相似,但砂仁偏中下焦,既用于寒湿困乏中焦,亦用于下焦寒湿之泄泻、妊娠恶阻、奔豚上气之证;白豆蔻则偏中上焦,理脾肺气滞。麝香在这例患者的治疗中显得非常重要,本品性辛温,归心、脾经,《本草纲目》云:"盖麝香走窜,能通诸窍之不利,开经络之壅遏。若诸风、诸气、诸血、诸痛、惊痫癥瘕诸病,经络壅闭,孔窍不利者,安得不用为引导以开之、通之耶。"药理学研究证实麝香对于中枢神经系统具有双向调节作用,对于肾上腺素能 β 受体的不完全竞争性具有抑制作用,为用于治疗更年期综合征出现的精神神经症提供依据。三诊加用焦山楂、焦麦芽、焦神曲、焦槟榔、炒酸枣仁各15克以加强健胃消食、养心安神之功。四诊在常规加减用药的基础上,加用的三七粉可认为是陈老师的特色用药,三七粉甘、微苦、温,归肝、胃经,传统用于化瘀止血,药理学证实其内含的三七总皂苷作用广泛,具有中枢抑制镇痛、抗衰老及抗氧化、抗动脉硬化、抗炎、调节代谢及免疫系统、改善肾功能等作用,为治疗更年期患者多系统复杂症状提供依据。十五诊患者出现干呕、上身汗出、腰以下怕凉之象,陈老师调整使用二仙汤和交泰丸,在此基础上加用调和阴阳、顾护营卫的桂枝汤及虫类药全蝎和蜈蚣通达经络,终获佳效。陈老师认为该患者更年期症状可归于肾阳亏虚,肝肾不足,冲任不固,此时选用鹿茸甚为恰当,正如《本草纲目》所言:鹿茸"生精补髓,养血益阳,强筋健骨,治一切虚损耳聋、目暗、眩晕、虚痢"。该患者前后治疗将近1年,前后反复,随证加减,但均不离调节阴阳,终获佳效,亦堪称调和阴阳治疗更年期综合征的典型范例。(《陈可冀学术思想及医案实录》)

郭子光验案 1 则

验案

李某,女,48岁,私营企业主,初诊1998年11月12日。

近半年来,因劳累奔波,疲惫不堪,渐感月经量越来越少,经期推迟,现已2个月未潮,自觉口干咽燥,心烦焦急,想发脾气,夜难入寐,手足心热,腰脊酸软乏力,二便尚可。查其形体中等,面色白润,神情偏激,舌如地图有裂纹、舌尖红、苔薄白干,脉沉细略数。辨治:此属肝肾阴虚,冲任枯竭,时时肝热上冲,扰动心火之患也。当大补冲任,滋阴降火、潜阳以治之。

处方:女贞子20克,墨旱莲20克,覆盆子20克,金樱子20克,枸杞子20克,茺蔚子15克,牡丹皮15克,黄柏15克,酸枣仁15克,山茱萸15克,地骨皮30克,石决明30克。浓煎,每日1剂,慎怒,远辛辣。

二诊(1998年11月25日):患者称上方神效,连服4剂。冲热诸证由减少减轻到完全停止,但停药后因一次生气又出现冲热,不过程度较轻而已,但恐越来越重,故此复诊。因生气忿怒扰动肝火而伤阴,嘱其务必放松情绪,查其地图舌如故,脉仍沉细,仍以上方加牛膝取引火下行之意。此后,该患者隔1~2个月复诊1次,其冲热由轻微而停止,到1999年8月中旬,已3个月未发生冲热了。

【诊疗心法要点】中医虽无更年期综合征之名,但中医对这种现象认为是随着肾气渐衰,天癸将竭,冲任二脉虚衰,精血日趋不足,进而导致多个脏腑功能失调所致。故其治疗当以补肾填冲为本,兼调心肝脾诸脏。郭先生所用,为二至丸加味。本方,郭先生注曰:治疗妇女更年期综合征多例,一般都有良效。本方主要针对偏于肝肾阴虚者,其要点在"加味"二字。若兼肝血不足者,酌加地黄、制何首乌、鸡血藤;汗多者,酌加浮小麦、黄芪之类。(《国医大师郭子光经验良方赏析》)

徐经世验案 2 则

验案 1

黄某,女,56 岁,巢湖人,初诊 2011 年 6 月 13 日。

患者 30 年前因妇科疾患行子宫全切术,术后一般情况且可,唯近年出现心悸失眠,经调治现转好。但刻下主以五心烦热,面部乍红,而又现形寒,口干苦,血压稳定,饮食尚可,大便干燥,舌红,脉细弦。综合脉症,乃系下元不足,阴阳失衡,阳浮于上之征。治宜滋养下元、平衡阴阳为先策。

处方:北沙参 20 克,淮小麦 50 克,熟女贞 15 克,墨旱莲 15 克,炙龟板 15 克,杭白芍 30 克,酸枣仁 30 克,煅龙骨 20 克,煅牡蛎 20 克,石斛 20 克,桂枝 5 克,甘草 5 克。10 剂,水煎服,每日 1 剂。

二诊:前方药后心悸缓解,夜眠 5~6 小时,大便正常,口腔溃疡频发,为图调治复诊。舌质暗红、苔白,药后症情转好,唯口疮时起。拟守原方出入为用以善其后。

处方:淮小麦 50 克,北沙参 20 克,熟女贞 15 克,墨旱莲 15 克,炙龟板 15 克,炒川黄连 3 克,石斛 15 克,煅龙骨 20 克,煅牡蛎 20 克,酸枣仁 30 克,炒白芍 30 克,甘草 5 克。10 剂,水煎服,每日 1 剂。

三诊:近期自觉背部发热不适,无汗,仍有心悸不适,口腔溃疡频发,二便正常,饮食一般,舌暗淡、苔薄白,脉细弦。考之乃系阴虚阳浮,二诊转好。因考虑口腔溃疡时起,故去桂枝,加炒川黄连,而药进 3 剂后又出现阳浮现象,故仍需加桂枝以资平衡,原方加入桂枝 5 克。

四诊：前方加桂枝，服后阳浮现象又得潜伏，舌质淡、苔滑腻，脉来虚弦。按其症情拟守原方出入为用。

处方：淮小麦 50 克，北沙参 20 克，石斛 15 克，熟女贞 15 克，炙龟板 15 克，杭白芍 30 克，绿萼梅 20 克，煅龙骨 25 克，煅牡蛎 25 克，炒川黄连 3 克，桂枝 5 克，酸枣仁 30 克，甘草 6 克。10 剂，水煎服，每日 1 剂。

五诊：连续服用前方，诸证渐平，背心发热现象已无，唯睡眠时有不佳。拟守原方，药略更删，以善其后。

处方：淮小麦 50 克，北沙参 20 克，石斛 15 克，熟女贞 15 克，杭白芍 30 克，合欢皮 30 克，酸枣仁 30 克，煅龙骨 25 克，煅牡蛎 25 克，远志 10 克，炒川黄连 3 克，桂枝 5 克，琥珀 10 克。15 剂，水煎服，每日 1 剂。

【诊疗心法要点】从临床所见，绝经前后诸证致病原因多责之肝肾阴虚，阴阳失衡，《素问·上古天真论》有"七七任脉虚，太冲脉衰少，天癸竭，地道不通，故形坏而无子也"之谓，盖因妇人七七前后，冲任渐虚，天癸将竭，经亏血少，阴不敛阳，加之妇人多忧愁思虑，每见情志郁结，久而化热，致使龙雷之火失于潜藏，而诸证丛生。故欲治此病，滋养下元乃为其用药之关键，而清泻、潜镇、开郁、通络诸法又须寓于其中。

本案患者年近六旬，于 30 年前，即因故行子宫切除，可谓下元久亏，察其诸证，皆与阴虚阳浮、阴不敛阳相关，其治亦应以此为主。首诊方中处北沙参、石斛、熟女贞、墨旱莲、炙龟板等以滋养肝肾之阴，以固下元；以煅龙骨、煅牡蛎潜其虚阳，以杭白芍、桂枝调其营卫；以淮小麦、酸枣仁、甘草解郁以安眠。应效之后，再诊用药则随证加减，渐缓收功。本案原以二加龙骨牡蛎汤调和营卫、平衡阴阳为治，药进症减。然二诊时，患者口腔溃疡时起，因虑桂枝辛温助热，而易以炒川黄连清泻心火，不料症情反复，背心发热又现，故复予桂枝以资平衡，药后阳浮现象又得潜伏，而诸证再减，虽一药之增减，而药效迥异，实令人诧然。徐灵胎曾云："一病必有主方，一方必有主药,或病名同而病因异,或病因同而病症异,则又各有主方,各有主药……"二加龙骨牡蛎汤出自《外台秘要》(引《小品方》),其制方之旨全在于调和营卫、潜阳入阴,故于阴虚阳浮之盗汗、遗精、虚热、心悸皆可用之。若本方去桂枝则大失其意,而无调和营卫、平衡阴阳之能,本案用药之例,于此甚明。故近人岳美中先生尝谓:"古方不可任意加减,若欲加减,宜谙习古人之加减法而消息之。"

验案2

朱某,女,54岁,合肥人,初诊2010年7月8日。

面部潮红潮热,阵发性发作,遇气温升高及活动时明显,手足心发热,膝以下发凉,入睡困难,易醒,鼻腔干燥,涕带血丝,月经量少,服用避孕药,月经周期尚正常,右上腹隐痛,腰痛疲乏,饮食正常,二便正常,口干欲饮,舌质暗红、边有瘀点、苔薄黄、脉弦细数。此乃肝肾阴虚,相火上炎之征。拟予滋养肝肾、清平相火为治。

处方:熟女贞15克,墨旱莲15克,炙龟板15克,杭白芍30克,干生地黄18克,石斛15克,酸枣仁30克,炒丹参15克,杭麦冬12克,龙胆草6克,炒桑叶15克,白菜根20克。10剂,水煎服,每日1剂。

二诊:前服中药,诸证有减,仍有面部潮红潮热,遇热加重,睡眠好转,涕带血丝已无,腰部酸痛减轻,膝以下发凉,口干、口苦,纳食佳,二便正常,舌暗红、苔薄白微黄、边有瘀点,脉弦细数,拟守原法续服。

处方:干生地黄18克,杭麦冬12克,石斛15克,杭白芍30克,炙龟板25克,鳖甲20克,生石膏15克,炒牡丹皮15克,熟女贞15克,墨旱莲15克,炒川楝12克,酸枣仁30克。15剂,水煎服,每日1剂。

三诊:服药月余,诸证显减,潮热、面部潮热、口干喜饮、腰腹隐痛皆明显好转,双下肢发凉,睡眠不稳,易醒,月经量少,周期正常,偶有烦躁易怒,舌暗红、苔薄白、脉弦细。拟予滋阴潜阳、调节内环法为治。

处方:桂枝5克,杭白芍30克,煅龙骨20克,煅牡蛎20克,干生地黄18克,熟女贞15克,墨旱莲15克,炙龟板20克,酸枣仁30克,炒川黄连3克,石斛15克,杭麦冬12克,琥珀10克。15剂,水煎服,每日1剂。

四诊:连续服用前方,诸证渐愈,气色好转,精神状态较佳,嘱其停药观察,候冬令再拟膏方调理。

【诊疗心法要点】本案患者相火炎上、燥热津伤之象明显。治以熟女贞、墨旱莲、干生地黄、杭白芍滋阴降火,以炙龟板、鳖甲潜阳和阴,以杭麦冬、石斛、生石膏润燥生津,间以龙胆草、炒牡丹皮、炒川黄连折亢火之势,佐以酸枣仁、琥珀治其眠差易醒。得效守方,徐徐进之,终可收满意之效。本案之鼻衄乃因龙雷之火上浮,逼迫肺络所致,若龙雷之火得以潜伏,则肺金降而血止。遂仿费伯雄"驯龙汤"之意,从肝肺论治,方中所用之药皆以滋阴潜阳、清肝泻肺为用,药后得效,涕中带血即止。(《杏林拾穗——徐经世临证经验集粹》)

王自立验案1则

验案

张某,女,48岁。

心烦易怒,失眠2年,每晚睡眠时间不足2小时,且入寐困难,多梦。病发后每晚睡前服地西泮片,已由开始1片增至2片,被某医院诊断为更年期综合征,治疗后效果不佳,遂求治于王老。症见:心烦不寐,眩晕,常伴心悸,五心烦热,手心汗出多,口干咽燥,便秘,舌红少苔,脉细数。诊断:不寐。证属肾水不足,心火亢盛。患者年近五旬,肝肾渐亏,肾水不足,不能制火,心火亢盛,发为此病。治宜滋肾清火。

处方:黄连10克,阿胶10克(烊化),白芍15克,黄芩10克,鸡子黄2枚(冲),甘草10克,生姜3片,大枣5枚,龙骨30克(先煎),

牡蛎30克(先煎)。3剂,水煎服,每日1剂。并嘱患者停服西药。

二诊:患者服药后每晚能睡5～6小时,且夜梦减少。上方加酸枣仁30克,继服。2周后睡眠恢复正常,伴随症状均已消失。

【诊疗心法要点】王自立老师业医近60年,擅长内科脾胃病及疑难杂症的治疗,尤善用经方,屡起沉疴。

本案患者为更年期女性,其在此阶段出现月经紊乱、潮热汗出、潮热面红、心烦易怒、失眠多梦等多种症状,为更年期综合征的表现。肾为先天之本,经水之源。妇女50岁左右肾气渐衰,天癸将绝,冲任亏虚,从而产生肾气亏虚、阴阳失衡等一系列病理变化。由于肾阴亏虚,水不涵木,水不制火,致心肝之火旺于上,从而出现更年期诸证,属本虚标实之证,其本为肾阴亏虚,其标为心肝火旺。因此,治以滋补肾阴为主,降心肝之火为辅,最终达到阴阳平衡。本病诊断为不寐,病位在心肾,肾精不足,清窍失养,故见头晕目眩。肾开窍于二阴,肾阴为一身阴气之源,真阴一亏,则肠道失润,而见便秘。手少阴心经支脉从心系上夹于咽部,心经有热则口燥咽干;阴液耗伤,虚火内生,热逼津液外泄,而见手心汗出;虚热内蒸,阴虚火旺,故见五心烦热,舌红少津,脉细数;心火亢盛,则心悸,不寐。黄连阿胶汤主治少阴热化证。其病机属阴虚火旺,故与本病之病机相同。黄连意在清独亢心火以除烦热,黄芩与之相配,苦寒直折心火,并使阿胶滋而不腻。阿胶乃血肉有情之品,补真阴,资肾水;2枚鸡子黄养心血、安心神,佐黄连、黄芩于降心火中补心血;白芍佐阿胶于补阴中敛阴气,水升火降,水火既济,心肾相交,则心烦、不得眠诸证自除,加龙骨、牡蛎意在安神潜阳,使阳入于阴而入寐,并能固涩敛汗,加酸枣仁养心安神。用黄连阿胶汤治疗本病,疗效满意。

黄连阿胶汤出自《伤寒论》,由黄连、黄芩、芍药、阿胶、鸡子黄5味药组成。治"少阴病,得之二三日以上,心中烦,不得卧"之证候。心居上焦属阳,在五行中属火;肾居下焦属阴,在五行中属水。就阴阳水火的升降理论而言,在上者宜降,在下者宜升。心位居上,故心火必须下降于肾,使肾水不寒;肾位居下,故肾水必须上济于心,使心火不亢。心与肾之间的水火升降互济,则不能为害。肾水不足,心火有余,水不能升,火不能降,则心肾不交,火扰神明,轻则不寐,重则为癫。"心中烦,不得卧",乃少阴之变证,不得卧者,不能寐之甚也。心烦与不得卧,互为因果。故滋肾水,降心火,心烦自然除,黄连阿胶汤为首选方。正如《长沙方歌括》所言:"四两黄连三两胶,二枚鸡子取黄敲,一芩二芍心烦治,更治难眠睫不交。"(王煜,张丽君,张竹君2011年第7期《西部中医药》)

李辅仁验案2则

验案1

赵某某,女,48岁,初诊1988年9月19日。

患者近1年来自感每遇经期头痛眩晕,恶心,心烦易怒,潮热汗出,失眠,月经周期正常。脘闷纳少,大便干,小便黄,舌质暗红、苔薄白,脉象弦细。证属肝热阴虚。治以滋肾平肝煎加浮小麦30克、刺蒺藜15克、白薇10克。5剂,水煎服。服药3剂后头痛眩晕消失,继服2剂,诸证痊愈。随访1年,经断体健。

验案2

杨某,女,47岁,初诊1987年9月16日。

患者近半年来月经前后不定期,下肢浮肿,腰酸腿沉,眩晕耳鸣,失眠多梦,脉象细弦小滑,舌质红、苔薄、根略薄腻。证属肝肾阴虚,肝热痰湿,治以"滋肾平肝煎"合温胆汤加猪苓30克、泽泻20克。5剂,水煎服。服药后自感全身轻松,浮肿消退,心烦头晕略有改善。仍失眠汗出腰酸,原方加浮小麦30克、桑寄生15克,服5剂后诸证痊愈。随访1年,身体健康。

【诊疗心法要点】更年期综合征是指妇女近于绝经期时(45岁始),由于生理上处于肾气渐衰,冲任亏虚,天癸将绝的时期。李先生认为,妇女的生理功能在正常情况下,阴阳气血及五脏功能协调,则肾精水充足,肝得以滋养,水火一可相济,肝血得以藏,以济心得以养,心火得以下移温肾水;肾水上济于抑心火,则水火相济,阴阳气血平衡。但妇女在 45 岁以后,或 49 岁左右出现肾阴不足,阳失固秘等阴阳偏盛偏衰或阴阳两虚证候群。"七七任脉虚,太冲脉衰少,天癸竭",以致冲任脉功能逐渐衰退,人体阴阳失调,肾阴肾阳失去平衡。妇女经历了经、孕、产、乳,数脱于血,故精血最易耗损,肝藏血,肾藏精,精血互生,肝肾同源。故常出现肝肾阴血不足之证。肾阴不足,不能上济于心,则心火独亢,心血耗伤,肾精无滋充之源,故先天之本断绝。李先生认为妇人有余于气,不足于血,其病机主要与心、肝、肾三脏的功能失调相关,尤其在肾。

在治疗上要调整人体水火俱衰的生理状况,滋阴勿忘扶其阳,温阳勿忘益阴,目的是使阴阳调和,水火既济,精血充盈,肝气条达,恢复健康。李先生自拟"滋肾平肝煎"验方治疗妇女更年期综合征,屡治显效。其主要是此方调理心、肝、脾、肾,四经同治。"冲任不能独行经",虽然冲、任二脉不与脏腑直接相联,但是与肝、脾、肾三脏所属之经脉相联,因此冲任二脉的生理功能是肝、脾、肾三脏的功能体现。"滋肾平肝煎"妙在滋肾养阴、平肝健脾、宁心安神,使冲任督带调,诸病自愈。加减:肾虚甚者加仙茅、淫羊藿;气虚者加黄芪、党参;浮肿者加猪苓、泽泻;虚汗出者加浮小麦;手颤者加钩藤、生龙齿;头晕心烦甚者加刺蒺藜、白薇;耳鸣者加磁石、龙胆草;心阴虚者加天冬、麦冬、沙参、石斛;体胖痰湿者加温胆汤。

本方也可运用于眩晕、耳鸣、失眠或妇女性功能减退等症,疗效显著。(刘毅 1996 年第 1 期《中国农村医学》)

路志正验案 3 则

验案 1

杨某,49 岁,初诊 2001 年 9 月 16 日。

绝经 2 年,伴头晕头重、肢体困重等不适 2 个月。近来因天气炎热,游泳后食凉饮冷,出现纳呆腹胀,食欲减退,头晕头重,肢体困重,大便烂、黏腻不爽,舌淡红、苔白腻,脉弦滑细。自服补中益气丸1个月,症状未改善。经相关检查,诊断为更年期综合征。证属湿困脾土,中阳被阻。治宜芳香醒脾,燥湿行气。

处方:藿香、紫苏梗、布渣叶、厚朴、泽泻各12克,白术、陈皮各9克,茯苓15克,白芷6克。5剂,水煎服,每日1剂。

药后头晕头重、肢体困重等症好转,食欲增进,仍腹胀,舌淡红、苔薄白,脉沉细。上方去布渣叶、白芷,加川芎6克、山药12克,连服10剂,诸证消失,精神好,饮食正常。

验案2

李某,47岁,初诊2001年5月16日。

月经先期、量多1年,伴肢冷,时而潮热汗出,面目、肢体浮肿半年。诊见:形寒肢冷,时而潮热汗出,晨起面目、肢体浮肿,神倦乏力,纳少,便溏,食后腹胀,痰多胸闷,夜尿增多,舌淡、苔白腻,脉濡滑。外院予西药替勃龙片治疗半年,潮热汗出症状基本消失,但其余症状未见明显好转。西医诊断为更年期综合征。证属脾肾不足,阳虚湿阻。治宜补益脾肾,温阳化湿。

处方:炒白术、党参、茯苓各15克,熟附子、泽泻各12克,干姜、陈皮各9克,薏苡仁30克。7剂,水煎服,每日1剂。

药后精神好转,形寒肢冷、面目浮肿、痰多胸闷等症减轻,但仍有腰酸、夜尿多,纳少便溏,食后腹胀未减,察其舌淡、苔薄白,脉沉细。上方去泽泻、薏苡仁,加金樱子、杜仲各15克,连服18剂,诸证消失,月经来潮,月经量、色、质均正常。

验案3

钱某,45岁,初诊2001年6月27日。

近半年来经期延长,8~10天方净,近2个月月经淋漓不止,量时多时少,伴头晕目眩,神疲乏力,腹胀纳差,情志抑郁,多思多疑,白带量多、质稀,大便稀薄黏腻,舌淡红、苔白厚腻,脉弦细滑。西医诊断为更年期综合征。证属肝郁脾虚湿阻。治宜疏肝理气,燥湿运脾。

处方:香附、白术、佩兰、法半夏各 12 克,素馨花、陈皮各 6 克,白芍、干姜各 9 克,茯苓 15 克。水煎服,每日 1 剂。

二诊(2001 年 7 月 3 日):神疲乏力消除,食欲增加,胸闷腹胀症减,舌淡红、苔薄白,脉弦细。湿邪已除,治宜疏肝健脾止血,上方去佩兰、法半夏、茯苓,加阿胶 15 克、益母草 20 克、紫珠草 30 克。续服 10 剂后,月经干净,继续调理半月,诸证消失。3 月后随访未复发。

【诊疗心法要点】路志正教授临证 60 余年,尤其重视研究湿邪为患,善于应用多种辨证体系诊治湿病,临证颇有心得,疗效显著。路教授认为,湿邪伤人最广,极易困阻脾阳,因脾居中央,为气血生化之源。更年期妇女年过半百,肾气渐衰实属自然规律。如果脾胃健运,则可化生精血以后天养先天,在预防和治疗更年期综合征方面起着决定性的作用。正如刘河间所云:"妇人童幼天癸未行之时,皆属少阴;天癸既行,皆从厥阴论之;天癸既绝,乃属太阴经也。"指出了脾胃功能健运是绝经前后妇女健康的保证。倘若湿邪困阻脾胃,运化失职,水湿泛滥,势必导致精血乏源,肾气更衰,更年期综合征由此而生。

路教授指出,湿邪致病有其独特的证候特点,辨证以虚证内湿为主,临证时应注意辨析。发病的隐袭性,湿邪为患,发病缓慢,初期症状较轻,不易被患者所重视,一旦引起重视,则病时已久,病变较深,或累及他脏。症状的重浊性,湿为阴邪,其性重浊,所以湿邪为患,多伴肢体沉重、周身倦怠、头重如裹、面目肢体浮肿、形体肥胖等症。湿性秽浊,湿邪患者临床常见面色晦滞、痰多、带下腥臭、外阴湿痒、大便黏腻不爽、小便混浊、舌苔厚腻、脉滑等。

附:路志正常用治法

芳香醒脾,燥湿行气　人体运化水湿的功能主要在于脾,脾胃是气机升降、水湿代谢的枢纽,脾阳若被湿邪所困或耗伤,则升降乖戾,气机壅滞,水湿代谢紊乱,临床表现为头面肢体浮肿、脘腹痞胀、纳呆食少、大便溏薄不爽、肢体沉重、体倦乏力、苔白腻黏等,此乃虚实夹杂之证。治疗时,应先予健脾理气利湿,待湿邪症状消失后,再滋肾养肾,调治根本,往往能获良效。常用药有白术、苍术、茯苓、砂仁、厚朴、陈皮、藿香、紫苏梗、泽泻等,如验案1。

补益脾肾,温阳化湿 主要针对更年期妇女素体脾肾阳虚,复受湿邪,或脾湿日久,伤及肾阳,或湿热中阻,过用苦寒,损伤脾肾,湿从寒化而成者。肾阳虚寒,脾阳不振,水湿不化,临床可见肢体沉重,周身倦怠,颜面及下肢浮肿,脘满纳呆,心烦恶心,四肢不温,舌淡、苔白厚,脉沉滑细。治宜补益脾肾,温阳化湿。常用药有熟附子、干姜、肉桂、白术、黄芪、薏苡仁、白扁豆、茯苓、木香、陈皮等,如验案2。

疏肝理气,燥湿运脾 更年期妇女由于劳累操心,情志不畅,可致肝木疏泄太过,横逆犯脾,致肝脾不和;或脾胃虚弱,肝木乘之,肝郁脾弱,脾阳不运,均导致水液泛溢,痰湿内生,而出现胸闷呕恶,情志抑郁,多思多疑,腹胀纳差,白带量多质稀,大便稀薄黏腻,纳差神疲,舌苔厚腻,脉弦细滑。治宜疏肝理气,燥湿运脾。常用药有柴胡、青皮、素馨花、香附、郁金、白芍、山药、白术、佛手、砂仁、茯苓、甘草等,如验案3。(王小云,路志正2003年第7期《新中医》)

段富津验案3则

验案1

王某,女,49岁,初诊2010年8月24日。

因潮热汗出1个月来诊。患者平素性情温和,近1年月经稀发,心烦易怒,心悸,多梦,口干,手足心热,舌红少津,脉略细数。查心电图无明显异常。盆腔彩超:子宫附件无明显异常,子宫内膜薄。治宜天王补心丹与生脉散加减。

处方:生地黄30克,五味子15克,丹参20克,炒酸枣仁20克,

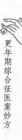

柏子仁 20 克,黄芪 30 克,白参 15 克,麦冬 20 克。14 剂。

二诊:患者自觉症状明显减轻,阵发性汗出仍较突出。原方加煅牡蛎 25 克,继服 7 剂。

三诊:汗出较前缓解,情志得舒,要求将中药制成丸剂,长期服用。随访半年,无明显不适。

验案 2

何某,女,53 岁,初诊 2010 年 11 月 10 日。

患者失眠已 2 年,曾服多种镇静药物,收效不显。自诉:患者绝经近 2 年,入夜则心神烦躁,辗转反侧,不能成寐。潮热汗出,口干,头昏耳鸣,腰酸疲惫,舌红少苔,脉弦细而数。自带外院头部 CT、心电图及盆腔彩超无明显异常。治宜酸枣仁汤与黄连阿胶汤加减。

处方:酸枣仁 25 克,知母 20 克,川芎 10 克,茯苓 25 克,酒白芍 15 克,当归 15 克,熟地黄 20 克,柏子仁 20 克,郁金 15 克,夜交藤 25 克,合欢花 20 克,黄连 15 克,黄芩 15 克,牡丹皮 15 克,阿胶 15 克(烊化),鸡子黄 2 枚,炙甘草 15 克。

7 剂后患者寐而能安,虽仍易醒,但情绪佳,汗出减轻。上剂更服之,7 剂后夜已成寐。无明显潮热汗出,再服 7 剂以求完效。未复诊。

验案 3

李某,女,51 岁,初诊 2011 年 5 月 18 日。

以眩晕半年来诊,患者近半年月经稀发,已停经 3 月,现眩晕,腰膝酸软,耳鸣,目暗,伴有自汗,盗汗,口干,血压 140/100 毫米汞柱,舌略红、苔微黄,脉弦细略数。颈椎及头部 CT:未见明显异常,盆腔超声:子宫附件无明显异常。治宜知柏地黄丸加味。

处方:熟地黄 20 克,山茱萸 15 克,山药 25 克,茯苓 30 克,泽泻 20 克,石决明 30 克,知母 15 克,黄柏 10 克,怀牛膝 20 克,生杜仲 15 克,生龙骨 40 克,生牡蛎 40 克。7 剂。

二诊(2011 年 5 月 25 日):眩晕好转,自汗减轻,偶有腰痛,上方加桑寄生 20 克,7 剂。

三诊(2011 年 6 月 1 日):眩晕大减,微有盗汗,上方生龙骨、生牡蛎煅用,7 剂。6 月 16 日来告知,眩晕已愈。

【诊疗心法要点】段教授认为,肾虚是经断前后诸证发生的主要病机,"五脏之伤,穷必及肾"。另外,肾阴阳失调日久累及他脏,以心、肝、脾为主。如阴不敛阳,虚阳浮越而见潮热汗出、五心烦热;肾水匮乏,不能上济心火,心肾不交,则出现怔忡、不寐、心悸等症。精血同源,肝肾同源,肾阴久亏,水不涵木,肝阳化风,出现心烦易怒、头晕目眩、不寐、胸胁苦满、月经不调之证。《景岳全书·不寐》有云:"真阴精血不足,阴阳不交,而神有不安其室耳。"肾与脾,先后天相互充养,脾阳赖肾阳以温煦,肾阳虚衰,火不暖土,脾阳虚,则易出现食少、便溏、面目和肢体浮肿、消瘦乏力等症状。精血不足,清空失养,髓海不足则有头晕耳鸣等。故临床治疗上强调应以补肾为主,兼顾肝脾心。

综观以上 3 案,经断前后诸证虽肾虚为主,但却病机复杂,五脏俱损,气血失调。因此治疗原则以补肾为主,平调阴阳,兼顾五脏、气血。段老谨守病机,标本兼顾,治疗不拘一法,守方而不泥方,故以常方而收奇效。

验案 1 汗为心之液,肾气亏虚则心阴失济、心火炽盛,水火不济而阴津外泄为汗。《寿世保元》中提出了汗证辨证施治的总则:自汗宜补阳调卫,盗汗宜补阴降火,心虚冷汗自出,理宜补肝,益火之源以消阴翳,阴火炎者,当补肾,壮水之主,以制阳光。《医宗必读》论述了心肾虚所致的汗证的诊治,指出"心阳虚不能卫外而为固,则外伤而自汗。肾阴衰不能内营而退藏,则内伤而盗汗……心虚者,益其血脉,当归六黄汤"。本案两方加减共奏益气生津敛汗、补心养血安神之效。方中重用生地黄上清心火,下滋肾水,补肾养心,清热安神;麦冬助生地黄滋阴清热;丹参补血养心;党参益气安神;炒酸枣仁、柏子仁、五味子酸敛心气,宁心安神;黄芪益气补血兼助止汗;白参大补元气,益气生津;后随证加入煅牡蛎 25 克,以益阴潜阳,除烦止汗。

验案 2 肾气亏虚则心阴失济、心火炽盛,水火不济而阴津外泄为汗。本案辨证为水亏火旺,心肾不交。用酸枣仁汤加减,本方首载于《金匮要略》,主治虚劳虚烦不得眠,即肝血不足、阴虚内热之证。重用酸枣仁,入心肝经,养血补肝,宁心安神;知母滋阴清热除烦,以助酸枣仁安神除烦;茯苓宁心安神健脾;川芎活血行气,调畅气机,疏达肝气,与酸枣仁相配,酸收辛散并用,补而不滞,炙甘草甘缓;郁金、夜交藤、合欢花与疏肝解郁安神诸药相伍,一则养心肝之血以宁心神,一则清内热以除虚烦;黄连清心泻火,《本草纲目》言其"泻心脏火";阿胶甘平,补血滋阴,《本草从新》谓之"平补而润……滋肾补阴"。二药合用,交融水火,除烦安神;《本草从新》言黄芩"苦入心,寒胜热,泻火除湿",白芍"补血敛阴",芩芍并用,助君药滋阴降火,除烦安神;鸡子黄甘平入心肾,《本草纲目》载其"补阴血,解热毒",既泻心火之有余,又补肾水之不足;与阿胶、酒白芍相合,滋补阴血,以复耗灼之阴津,且防黄连、黄芩苦寒伤津之弊。因该患者有头晕、耳鸣、腰酸等肾水不足之证,恐其泻火有余,补肾水之力不足,故加入熟地黄,滋阴补肾,填精益髓。牡丹皮清泻相火;茯苓、夜交藤、合欢花均为甘平之药,具有养心安神之效。本方苦寒与咸寒并用,滋阴与泻火兼施,泻火而不伤阴,滋阴而不碍邪,以达到直折少阴之心火,壮足少阴之肾水之效。

验案 3 肾藏精,肝藏血,肝肾同源,精血互生,肝肾不足,精血衰少,肾精不能上充于清窍,肝血不能上荣于目,故头眩。方中重用熟地黄为君滋阴补肾,填精益髓;山茱萸补养肝肾,健脾补虚,益精固肾,能治诸虚劳损;泽泻利湿泻浊,防熟地黄滋腻敛邪;重用茯苓淡渗利湿,助山药健运脾胃;怀牛膝、杜仲二者合用补肝肾、强筋骨;知母、黄柏合用,滋阴而降相火;石决明、生龙骨、生牡蛎合用以平肝潜阳。诸药合用,滋补肝肾,平肝降火,标本兼顾,故 7 剂而眩晕好转。二诊时偶有腰痛,方中加入桑寄生以增强补益肝肾之功。三诊时眩晕已止,只是微有自汗,故生龙骨、生牡蛎易为煅龙骨、煅牡蛎以增强敛汗之功。(王金凤,孙丽英,段富津 2012 年第 6 期《中医药学报》)

夏桂成验案 3 则

验案 1

高某,女,48 岁。

病发 4 年,始则月经衍期量少,带下不多,头昏神倦,口干舌燥,常有烦热之感,不甚介意,继则形体消瘦,带下缺少,月经不行,阴道干涩,不能行房,心情烦躁,面容憔悴,口渴唇燥,入夜尤甚。曾服中药数剂,虽亦从阴虚论治,无如杯水车薪,无济于事,转从西医诊治,令服雌激素,有白带,恢复月经来潮,阴道之干涩亦见好转,性生活正常,但停药后,诸证依然,心中忧急,求治夏老门诊,诊为脾胃尚佳,后天之本未亏,水谷之精尚能涵养阴津,治疗先当抑心肝肾之火,用滋肾清心汤。

处方:钩藤、莲子心、青龙齿、怀山药、干地黄、牡丹皮、山茱萸、枸杞子、龟板、乌梅、盐水炒黄柏、柏子仁、炒酸枣仁等品,同时嘱服杞菊地黄口服液。要求祛除烦恼,安定心神,配合治疗。

服药近 3 月,基本恢复月经,带下亦有,诸证大减。停药观察,尚能稳定。

验案 2

王某,女,47 岁。

患者原系更年期综合征,经治疗后,症状有所缓解,但觉口舌、皮肤干燥,腹胀矢气,大便偏溏,腰部酸冷,胸闷心烦,阴道干涩,唾液明显减少,外院诊断为更年期干燥综合征。有时伴有低热,询其月经情况,开始后期量少,渐趋闭经,今已 3 月余未行,察其面色欠华微浮,唇燥而裂,舌淡边有齿痕、苔薄,诊得脉来濡细。辨证为脾肾阳气不足,阳不化气,气不生津,而其由来,乃为阴虚及阳,故阴精、津液难于恢复。治疗先当从脾肾论治,参入滋阴生津之品,以真武汤出入。

处方:制附片、甘草各 6 克,人参、龟甲、鳖甲各 15 克,白术、茯苓、怀山药、白芍、沙参各 10 克,葛根 5 克,乌梅 3 克。

前后服药 5 月,症状好转,继之嘱其常服人参、龟板胶之类,以巩固疗效。夏师对用真武汤中的制附片,认为在腹胀便溏症状好转后,应改为巴戟天 9 克、补骨脂 10 克等品长期服用,则无恐过于温燥之弊。

【诊疗心法要点】夏桂成教授认为,更年期综合征 90% 以上属于肾阴虚或偏阳虚。阴虚天癸竭乏,上则影响心肝,下则影响子宫,心肝失养。心肝两脏,原为阴中之阳脏,心者君火也,肝者相火也,阴虚不能涵阳,水亏不能制火,心肝气火偏旺,火旺不仅上扰神魂,出现情志异常,而且又将下扰子宫血海,出现月经紊乱,天癸已竭,月经已多半出现愆期或闭经。重于心者,必致心烦失眠,且心不仅主神明,而又主血脉,血脉失和,神魂失宁,自然又致潮热出汗、胸闷心悸、怔忡不安等症;重于肝者,必致头痛头晕、焦躁忿怒、胸胁胀痛等症。但病发于心者多见,因为子宫、胞脉、胞络下系于肾,上通于心,心、肾、子宫有着内在的联系。天癸既竭,子宫失养,经血失调或闭止,则气火不得随经血下泄,从而又将随胞脉胞络而扰乎心肾,使心肾不得交济,心、肾、子宫之间失去调摄,形成这一时期特有的多脏阴阳失调的病理状态。因此夏师提出更年期综合征发生的根本是心－肾－子宫轴紊乱所致。

夏师还认为对本病病机认识仅停留在一般的认识是不够的,其复杂性和反复性在于兼变证的复杂多样。夏师指出在阴精不足的前提下,阳气亦有所不足,若兼之禀赋阳虚气弱,病程日久,必及脾胃,脾胃失运,水液脂肪等代谢不良,气血转输不利,将会产生痰浊、水湿、血瘀等病理物质。

此外,夏师强调阴精的不足,常致骨髓不充,骨质疏松,引起骨骼系统方面的衰退性疾病,是当前调治更年期疾病应重视的问题之一。阴精不足,津液亏少,所谓"肾主五液",五液不充,不仅不能涵养皮肤肌肉,引起皮肤肌肉的枯燥松软,而且亦将加速脏腑心脑组织的老化,出现明显的衰退现象。

夏师以为，更年期综合征以肾中阴阳偏虚为病因病机之根本，症状演变之总纲，虽常见多种复杂兼证，但分型论治时仍以阴阳虚证为主，结合寒热错杂的复杂证候而辨治本病。

　　本病主要治法是按照发作时调心，以心血(脉)心神为主论治，但要兼顾其肾；平时以调补肝肾为主，兼以调心。夏师将药物治疗和心理治疗结合起来，对提高疗效大有裨益。心理治疗可以分三个方面进行：其一，心理疏导。其二，家庭调节。其三，社会调节，形成良好的人际关系。

　　以上两案为更年期干燥综合征，其病因病机有许多相关之处，在此一并叙述。津液主柔主濡，津充则润，津亏则燥。夏师认为阴津灼伤故可致燥，燥盛化火又必灼津伤阴；阴津耗损则燥益甚，终致水火失调，虚热内生，阴津更耗，形成病理循环；或阴虚又夹脾虚湿浊，不仅影响治疗，而且燥湿夹杂，以致燥者愈燥，湿者更湿耳。此型燥证最为多见，若病延日久，阴损及阳，则转为阳虚内燥证。除两型之外，夏师还注意到瘀滞有时也是一个不容忽视的因素。他指出一旦气血失运，津液输布障碍，不得上承或外布，聚湿凝痰，痰阻脉络，结而成瘀。且肾阴虚子宫胞脉胞络失养，经血排泄失畅，亦致血瘀。瘀阻血气流行不畅，津液不布，于是产生了瘀滞型内燥证，即《金匮要略》所谓之干血者。(《中国百年百名中医临床家丛书：夏桂成》)

验案3

　　某女，52岁，初诊1997年8月17日。

　　主诉：潮热汗出2年。病史：绝经2年，时常潮热汗出。生育史：2-0-2-2。时值盛夏，近1周潮热汗出加重，口干苦，双目干涩，心烦急躁，腰酸，纳谷欠香，夜寐易醒，二便尚调，舌尖红、苔薄黄，脉细沉数。辨证：此为肝肾阴虚，心肝气火偏旺。治宜滋肝肾之阴，清心肝之火。治宜滋肾清心汤加减。

　　处方：钩藤15克，莲子心5克，黄连3克，山茱萸10克，牡蛎20克(先煎)，干地黄10克，枸杞子15克，太子参15克，怀山药10克，茯苓 15 克,广郁金 10 克,浮小麦 30 克(包煎)。7 剂,水煎服用,每日 2 次。同时辅以心理疏导。

二诊(1997 年 8 月 25 日):诸证好转,唯双目干涩如前。上方去茯苓,加女贞子 15 克。7 剂,服法同前。

三诊(1997 年 9 月 2 日):潮热汗出不显,近 2 日脘腹作胀,大便偏稀,1 日 1 次。方中去莲子心、黄连、干地黄,加入佛手片 10 克、广木香 6 克、神曲 10 克。7 剂,服法同前。

四诊(1997 年 9 月 10 日):诸证皆消,纳香,寐安,仍感腰酸。效不更方,上方续用 7 剂。

中药调整 1 个月余,诸证痊愈。

【诊疗心法要点】夏教授认为更年期综合征的发生以肾虚为主,尤以肾阴虚癸水过少为根本原因,心火偏旺、心神不宁为病发所在。而肾阳虚者临床少见,即使阳虚也有肾阴不足的一面,或阴虚及阳或上热下寒。夏教授在更年期综合征的治疗方面,提出了三大措施:一是应用中医药的滋肾清心法,二是心理疏导和调节,三是西药激素替代疗法。

该患者绝经后出现潮热汗出等更年期综合征的临床症状,初诊根据四诊,辨证分析,当属肝肾阴虚,心肝火旺,治以滋阴清火之法。方用滋肾清心汤。方中山茱萸、牡蛎、干地黄、枸杞子滋肝肾之阴,钩藤、莲子心清心肝之火,广郁金疏肝解郁,太子参、怀山药、茯苓以益气健脾。患者服药 7 剂后,感觉口干苦,双目干涩症状缓解不显,此为阴虚较甚,方中减去有利湿伤阴作用的茯苓,加女贞子以增加养阴之效。三诊时患者因用滋阴药后有碍脾胃运化,出现腹胀便稀,因此原方中去苦寒之药品,加入健脾和胃的佛手片、广木香、神曲。此方续用半月,患者渐痊愈。此病案反映了夏教授的病发较剧时,以治心为主,清心为要,证候稳定后以滋肾为主,养阴为要和兼顾脾胃的思想理论。(于红娟,夏桂成 2012 年第 10 期《中华中医药杂志》)

徐景藩验案 1 则

验案

某女,48 岁,工人,初诊 1999 年 8 月 20 日。

4 个月来月经紊乱,在南京某医院给予激素及镇静剂治疗,停药后症状复发。刻诊:烦躁易怒,头晕目眩,心悸失眠,五心烦热,面赤盗汗,腰膝酸软,颜面及下肢轻度浮肿,二便正常,舌质红,脉细数。查血压 95/75 毫米汞柱。诊断:更年期综合征。辨证属肝肾阴虚。

处方:熟地黄 10 克,茯苓 10 克,牡丹皮 10 克,山茱萸 10 克,泽泻 10 克,山药 15 克,合欢花 10 克,厚朴花 6 克,绿萼梅 6 克,玫瑰花 6 克,凌霄花 10 克。14 剂,每日 1 剂,煎 2 次早晚分服。

二诊:症状减轻,精神转佳,仍失眠,上方加酸枣仁 15 克、夜交藤 15 克,续服 14 剂。

三诊:症状消失,再服 21 剂,痊愈。

【诊疗心法要点】徐景藩教授认为,更年期综合征与肾关系密切。《素问·上古天真论》云:"女子……七七任脉虚,太冲脉衰少,天癸竭,地道不通,故形坏而无子也。"妇女五十岁左右肾气渐衰,冲任亏虚,精血不足,形成阴阳俱虚,不能濡养温煦其他脏器而出现各种症状。真阴亏损,阳失潜藏,故头晕、耳鸣、目眩;阴亏火盛,心肝失养,则心悸而烦,潮热汗出,颧红口干;因脾阴要靠肾阴滋养才能发挥作用,故肾阴阳失调常导致心脾两脏腑功能失调,治疗主方六味地黄丸合五花汤。熟地黄、山茱萸滋补肝肾,山药补益脾阴,泽泻泄肾利湿,牡丹皮清泻肝火,茯苓淡渗脾阴,合欢花、绿萼梅、厚朴花、玫瑰花、凌霄花理气解郁,配合调畅情志,共奏奇效。(祝正杰 2012 年第 12 期《山东中医杂志》)

周仲瑛验案 3 则

验案 1

归某,女,49 岁,初诊 2004 年 6 月 2 日。

年届更年,经闭半载,时苦周身关节疼痛,夜不能寐,潮热阵作,时或出汗,手心灼热,腹胀便难,干结如栗,右胁时痛,舌苔淡黄、舌质略暗,脉细弦。有高血压病史。证属水亏木旺,肝郁化火,冲任不调。当从滋水平木法治之。

处方:醋柴胡 5 克,赤芍 10 克,制香附 10 克,夏枯草 10 克,川百合 12 克,知母 10 克,熟枣仁 20 克,功劳叶 10 克,地骨皮 12 克,鸡血藤 15 克,川石斛 10 克,桑寄生 15 克,炒枳实 12 克,全栝楼 12 克,大腹皮 10 克。每日 1 剂,常法煎服。

二诊(2004 年 7 月 7 日):药服 35 剂后,腹胀稍减,大便仍干结,药后旬余日经潮少量,色不黑,无血块,腹部隐痛,尿黄,睡眠明显改善,口干。舌苔薄黄、舌质暗,脉细滑。以 6 月 2 日方加熟大黄 6 克、桃仁 10 克,以加强活血通经之力,21 剂。

三诊(2004 年 7 月 28 日):胁痛潮热缓解,口干,大便通畅,月经已潮,汗出亦少,纳食知味,经前乳胀乳痛,舌苔薄黄、舌质暗,脉细弦。药效彰显,守方继求。以 6 月 2 日方加熟大黄 6 克、桃仁 10 克、玄参 10 克、生地黄 12 克,7 剂。

四诊(2004 年 8 月 25 日):最近胸痛,左腋下痛,乳房胀痛,大便 2～3 日 1 行,矢气多,腹胀,潮热近平,口时干,关节疼痛缓解,舌苔薄、舌质淡,脉细。肝郁未平,当击鼓再进。

处方:制香附 10 克,夏枯草 10 克,牡丹皮 10 克,丹参 10 克,山栀子 10 克,川石斛 10 克,炒枳实 20 克,全栝楼 15 克,熟大黄 5 克,玄参 10 克,生地黄 15 克,桑寄生 12 克,熟枣仁 20 克,知母 10 克,桃仁 10 克。14 剂,以善其后。

2 个月后随访,潮热出汗已平,月经 2 个月均按期来潮,嘱继服丹栀逍遥散以养肝解郁。

【诊疗心法要点】周仲瑛教授认为妇女更年期正值"任脉虚，太冲脉衰少，天癸竭，地道不通"的生理变化时期，容易出现"体虚烦躁、潮热汗出、经血紊乱"等不适症状，临床统称其为更年期综合征，或绝经前后诸证。其病理变化主要是肾气渐衰，天癸枯竭，冲任二脉衰退，阴阳平衡失调。心属火，肝属木，心神水火相济，肾水不足，则心火独亢，心神不宁，故失眠烦躁；肝肾乙癸同源，肾水不足，肝阴亦虚，阴不涵阳，则肝阳偏亢，肝火上炎，故潮热汗出、手心灼热、胁痛。阴虚内热，肠道失却濡润，肠腑传导失司，故可见大便秘结。故肾水不足为本病之本，肝郁化火、心火独亢为本病之标。徒滋水则难求速效，徒清火则难有久效，故周仲瑛教授权衡其标本而治之。是案以石斛、功劳叶、地骨皮、生地黄、桑寄生、知母滋养肾阴，以牡丹皮、山栀子、夏枯草清泻肝火，香附配山栀子则能解郁火，赤芍柔肝敛肝和营。因内分泌紊乱，更年期妇女容易出现烦躁、抑郁、多怒等情志方面改变，故周仲瑛教授又于方中灵活伍入了百合、知母，以取百合知母汤义宁心安神；冲任不足，月经断绝，周仲瑛教授又伍大黄、桃仁等，以活血化瘀、破积消癥，以能延缓绝经时间。诸药合用，共奏滋水治本、清火治标之效。本案中治标药多而治本药少，反映了周仲瑛教授临床重视疗效、学术重视治标的特点。(《周仲瑛临证医案精选》)

验案 2

刘某，女，57 岁，初诊 2008 年 05 月 11 日。

诉间断咳嗽 2 年余，夜间尤甚，少痰，易醒，易汗，怕冷，口干口苦，咽干，烦躁，夜寐不宁，纳谷不香，舌苔薄黄、质暗红，脉细弦，停经 2 年。全胸片(－)，血常规(－)，经西医抗感染、化痰止咳未见显效，后用中药调理，前医与清肺润肺止咳剂治疗无效。分析其病机属阴阳失调、心肾不交、肺失清润。给予桂枝加龙骨牡蛎汤加味。

处方：桂枝 10 克，白芍 10 克，生甘草 5 克，煅龙骨 20 克(先煎)，煅牡蛎 20 克(先煎)，百合 10 克，知母 10 克，茯神 15 克，川黄连 3 克,肉桂 3 克(后下),炒栀子 6 克,枇杷叶 10 克,生姜 4 片,大枣 6 克。

7 剂后诉咳嗽明显减轻,口干苦、咽干缓解,夜寐改善,汗出减少,舌苔薄黄略干、质暗胖,脉细,予原方葛根 15 克,继服 1 周,诸证均明显好转,偶咳,夜寐尚安,烦躁、汗出明显减少,继与上方加山药 15 克、生谷芽 10 克调治而愈。

验案 3

徐某,女,57 岁。

诉哮喘病史 7 年,本次咳嗽气喘发作 1 周,喉鸣、鼻痒、喷嚏、胸闷憋气,咯黄白色泡沫痰,烦躁、易汗,头面部潮热,月事已乱,苔薄黄、质淡红,脉细小滑,两肺可闻及哮鸣音。诊为阴虚阳浮,风痰痹阻,饮郁化热。治宜滋阴敛阳,祛风宣痹,化饮解热,缓急止痉。方用桂枝加龙牡汤、栝楼薤白汤加减。

处方:炙麻黄 4 克,细辛 3 克,制附片 8 克,生石膏 20 克(先煎),全栝楼 10 克,薤白 10 克,柴胡 10 克,前胡 10 克,白芍 12 克,枳壳 10 克,桂枝 6 克,炙甘草 5 克,煅龙骨 20 克(先煎),煅牡蛎 20 克(先煎),白薇 10 克,炙全蝎 5 克,炙蜈蚣 3 条,地龙 12 克。

二诊:诉咳嗽减轻,哮喘已控制,已 3 天未发,胸闷不显,面赤,苔淡黄、质淡,脉细沉,继予前方出入。

处方:桂枝 6 克,炙甘草 5 克,煅龙骨 20 克,煅牡蛎 20 克,白薇 10 克,制附片 8 克,炒当归 6 克,白芍 12 克,知母 10 克,黄柏 10 克,淫羊藿 10 克,仙茅 10 克,桑皮 10 克,紫苏子 10 克。7 剂。

三诊:诉咳嗽、烦躁、汗出明显好转,面部潮热感减轻,又予山药 20 克、补骨脂 15 克,7 剂继进,诸证悉除。

【诊疗心法要点】女性更年期是女性的特殊生理期,易于出现月经紊乱、潮热汗出、心悸、胸闷、烦躁易怒、疲劳乏力等症状,继而容易出现卫外不固、营卫失和、冲气上逆之证,正虚易遭外邪侵袭,肺失宣降而致咳喘诸证发作。周仲瑛教授及其弟子们在临床常用桂枝加龙骨牡蛎汤进行治疗,疗效满意。

桂枝加龙骨牡蛎汤原为仲景方,出于《金匮要略·血痹虚劳病脉证并治第六》。阴阳两虚,导致阳失阴涵,浮而不敛;阴失去阳的固摄,走而不守,阴阳不和,心肾不交,可用桂枝加龙骨牡蛎汤调和阴阳,潜阳固涩,使阳能固摄,阴能内守,则诸证可愈矣。该方由桂枝汤加煅龙骨、煅牡蛎组成,桂枝汤外证得之可调和营卫以固表,内证得之则交通阴阳而守中,加煅龙骨、煅牡蛎则具有潜镇固涩之力。

验案2 患者属阴液匮乏,阳失阴涵,则浮而不敛,心肺失濡,冲气上逆,气失所降,则夜咳频作。阴虚及阳,阴失阳固,则汗出不已;卫阳不煦,则怕冷。总之,本证属阴阳不和、心肾不交、肺失清润、心神失养为患,此时唯宜调和阴阳、润养心肺为本。据此予桂枝加龙骨牡蛎汤调和阴阳、潜阳固摄、平冲降逆,加百合、知母滋阴润肺,交泰丸(川黄连、肉桂)、茯神交通心神,炒栀子、枇杷叶清解郁火降逆,后期加用山药、生谷芽健脾开胃,顾护后天善后。方证合拍,药对根本,故不治咳而咳自止。

验案3 本案据其咳喘、喉鸣、鼻痒、喷嚏、胸闷之症断其为风痰闭阻、胸阳不展、肺失宣降,因女性特殊生理期,阴阳失调,阴不敛阳,虚阳上扰,则有头面部潮热,烦躁;阳虚失固,故易汗出;饮郁化热,故见黄白色泡沫痰、舌苔薄黄。此时,阴阳失调势必影响气机条畅,在运用祛风宣痹、化饮平喘的同时,重视调理阴阳,使得阴阳调和,则气机易畅。故先用麻黄附子细辛汤配生石膏,温阳祛寒化饮解郁热,再用栝楼薤白汤合四逆散,宣痹宽胸、化痰畅气机,更用桂枝加龙牡汤调和阴阳、潜镇平冲治其本,因风动孪急较甚,故用炙全蝎、炙蜈蚣、地龙祛风止痉,与白芍、甘草一起缓急解痉平喘,白薇清虚热,二诊更用二仙汤以增调和阴阳之功。(史锁芳,郭立中,周仲瑛2009年8月19日第4版《中国中医药报》)

许润三验案 1 则

验案

李某,女,47 岁,初诊 2004 年 12 月 31 日。

主诉:潮热、出汗、心烦 2 年,加重 2 个月。既往月经规律,7/28～31 天,痛经明显,末次月经 2003 年 9 月 4 日。患者 1976 年因子宫腺肌症、子宫内膜异位症用孕三烯酮治疗,1997～1999 年之间曾 3 次行试管婴儿手术,均未成功,未曾生育。最近体检 B 超无明显异常,心血管检查正常。患者现时感潮热,汗出,心烦易怒,头晕,睡眠尚可,畏寒怕冷,腰酸困,舌质淡暗,脉沉细。西医诊断:绝经期综合征。中医诊断:绝经前后诸证(脾肾阳虚)。治宜温肾扶阳,兼护肾阴。

处方:巴戟肉 10 克,淫羊藿 10 克,盐知母 10 克,盐黄柏 10 克,当归 20 克,白芍 10 克,熟地黄 20 克,山茱萸 10 克,紫河车 10 克,合欢皮 10 克,益母草 20 克,墨旱莲 10 克。7 剂。

上方为主方,根据病情变化略加减 1～2 味药物,患者共坚持服药治疗 3 个月,终述诸证渐缓。

【诊疗心法要点】许润三教授认为人体的自然盛衰过程由肾气所主,肾气为五脏六腑之本,也是维持阴阳之根本。《景岳全书·命门余义》云:"五脏之阴气非此不能滋,五脏之阳气非此不能发。"肾主生殖,《医方类聚》认为其对"精髓、骨、脑、齿、腰脊、前后二阴、髀股、足跟、足心所生病"均有影响。冲任功能衰退是引起绝经期脏腑功能失调的主要因素。这个时期妇女的肾气逐渐虚衰,天癸和冲任的功能逐渐降低,人体的阴阳平衡状况发生变化,脏腑的功能失调,特别是肾、肝、脾、心的功能变化,因而产生一系列不同程度的综合症状,即在此年龄阶段或早或迟地出现某些与肾生理变化有关的现象,如月经紊乱至绝止、颜面憔悴、头发开始斑白、牙齿易碎裂、易倦怠乏力、健忘少寐、情绪易波动等,健康的身体常可自身调节逐渐适

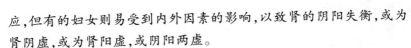

应,但有的妇女则易受到内外因素的影响,以致肾的阴阳失衡,或为肾阴虚,或为肾阳虚,或阴阳两虚。

此症状的发生及其轻重程度,除与冲任功能状态有密切关系外,还与个体体质、健康状况、社会环境、精神因素以及脏腑功能等密切相关。更年期综合征主要起源于脾肾气衰。冲任亏损,人体调节阴阳平衡的功能减退,致使脏腑功能失调,出现肾阴不足或肾阳不足以及脾胃不健等情况。因此治以补益脾肾、调理冲任、平衡阴阳为主,但亦应注重症状的治疗。体质弱或肾、肝、脾功能不健者,症状大多表现较为明显。

绝经期综合征患者症状繁杂,但常可见到患者反复倾诉某症为著,或曰失眠,或曰心烦,或曰出汗,不一而足,遇此种病患,治疗之初不能拘泥于阴虚阳虚之本,解决其主要问题为要务。此种情况下,许老认为肾虚仍为本。因脏腑之间联系密切,且患者体质不同,则有或肝或脾或心等脏气气血失调,从而表现为临床以某一脏或某些脏之间失去协调,最终导致患者各种突出的临证表现。每当此时,许老善用经方的特点则大显神威。如失眠一症,可根据不同的情况采用栀子豉汤、温胆汤、酸枣仁汤、桂枝龙骨牡蛎汤等;出汗则可用生脉散、桂枝汤、黄芪桂枝五物汤、桂枝龙骨牡蛎汤等。一旦主症缓解,则辨证论治,从肾阴肾阳之本出发,按照调补肾中阴阳的不同原则,缓缓图之,帮助围绝经期妇女平稳过渡。

许老认为绝经前后诸证的发病中,心理因素在发病、治疗和预后中有非常重要的作用。"医者,仁术也"是许老崇高医德的体现。他在繁忙的日常诊疗工作中,对围绝经期的患者总是态度温和,耐心地倾听患者的叙说,从中抓住主要矛盾,对症下药,并劝说患者尽量放松心情,不要胡思乱想。由于有出色的疗效,患者非常满意,对许老充满了信任,倾诉了许多甚至不愿意对家人诉说的隐私。建立良性循环的医患关系,也是保证绝经期综合征患者取得最终疗效的有效措施。

最后,应该加强卫生宣传教育,使更年期综合征患者认识到更年期是一个生理过程,消除对更年期的顾虑及精神负担。更年期时注意劳逸结合,保持心情舒畅,避免急躁、忧郁等情绪。生活要有规律,适当限制脂类及糖类物质摄入。如能坚持气功、太极拳等运动,对治疗更年期综合征大有裨益。

本案患者病为绝经期综合征,故以二仙汤合知柏地黄丸抑制卵巢功能,补肾阳,降相火,缓缓服用而收功。(《中国百年百名中医临床家丛书·妇科专家卷:徐润三》)

段亚亭验案 1 则

验案

张某,女,50 岁,初诊 2012 年 8 月 21 日。

2011 年月经停止,出现潮热汗出,心烦易怒,失眠多梦,头晕耳鸣等症,去医院检查诊断为神经衰弱,服药效果不佳,近来病情加重,来门诊要求中医治疗。就诊时诸证同上,舌质淡红、苔薄,脉细弦。辨证:肝肾阴虚。治宜滋补肝肾,平肝潜阳。方选六味地黄丸加减。

处方:生地黄 20 克,熟地黄 20 克,山药 20 克,制何首乌 20 克,枸杞子 15 克,泽泻 15 克,牡丹皮 15 克,知母 15 克,黄柏 15 克,龙骨 30 克,牡蛎 30 克。3 剂,水煎服,每日 1 剂,分 3 次服。

二诊:服 3 剂后诸证明显好转,潮热出汗减轻。证药适当,守上方再服 3 剂。

三诊:服药后,潮热汗出停止,诸证消失。为巩固疗效,上方去黄柏、牡蛎,加党参 15 克、当归 10 克,再服 5 剂。建议继服本方一段时间以巩固疗效。1 年后随访,更年期诸证消失,未复发,身体健康。

【诊疗心法要点】段亚亭教授认为妇女在 49 岁左右是自然绝经时期,易出现潮热易汗、失眠多梦、心烦易怒等症,称为更年期综合征。治以滋补肝肾为主,肝肾得以滋养,虚火自平。方中生地黄、熟地黄、牡丹皮、知母清热养阴;熟地黄、制何首乌补血滋阴;枸杞子、

123

泽泻滋补肝肾;龙骨、牡蛎平肝潜阳安神;山药健脾益肾。(李姝琨2013年11月6日第4版《中国中医药报》)

王子瑜验案4则

验案1

王某,女,48岁,初诊2001年7月5日。

自今年3月始,常感头晕头痛,面部阵阵潮热潮红汗出,心悸心慌,时时欲哭泣,腰酸痛,大便2~3天1行,舌红少苔,脉细数。西医诊断为围绝经期综合征。证属心肾不交。治宜滋肾养阴,养心安神。

处方:炙甘草、五味子、天冬、麦冬、白芍、交泰丸(吞)各10克,生地黄、熟地黄、夜交藤、太子参各15克,淮小麦、生龙骨30克(先煎),生牡蛎30克(先煎),远志6克,大枣10枚。

服药6剂,心悸减轻,睡眠亦安,未出现头面、上肢麻木发凉,但仍多汗,大便5天未通。前方去交泰丸、夜交藤,加生何首乌、全栝楼各30克,又服6剂,汗出显减,大便通畅,精神亦振。以后改服天王补心丹、六味地黄丸,继续巩固疗效。半年后复查,症状基本消失,恢复工作。

【诊疗心法要点】中医学对更年期综合征早有探讨,如《素问·上古天真论》云:"七七任脉虚,太冲脉衰少,天癸竭,地道不通……"王子瑜教授认为妇女年到49岁左右,将临经断之年,由于肾气渐衰,冲任亏虚,天癸将竭,精血不足,阴阳平衡失调,出现肾阴不足,阳失潜藏,或肾阳虚衰,经脉失于温养,发生肾阴阳偏胜偏衰现象,从而导致脏腑功能失常,故肾虚是致病之本。本病症状表现较为复杂,常见证型有肾阴虚、肾阳虚和心肾不交等,临床以肾阴虚肝阳旺和心肾不交较为多见。王教授辨证论治如下:

肝肾阴虚型:治宜滋肾平肝,育阴潜阳。方药:生地黄、熟地黄、枸杞子、桑椹子、龟板胶、白芍各15克,生龙骨、生牡蛎各30克(先

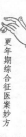

煎）。若肝阳亢盛引起肝风内动抽搐，血压升高时加羚羊粉3克（吞），钩藤、天麻各10克，以平肝熄风；若肾水不足，肝失所养，木失条达，出现肝郁气滞，脘胁胀痛，频频嗳气，叹息，口苦纳差，舌质红，苔薄黄，脉虚弦或细数。治宜滋肾平肝、和胃降逆。常用灵磁石、代赭石各30克（先煎），桑椹子15克，当归、清半夏、白芍、旋覆花各10克（包煎）。

肾阳虚型：治宜温补肾阳。方药：仙茅、淫羊藿、巴戟天、当归各10克，党参、鹿角霜、菟丝子各15克。若脾肾阳虚，浮肿便溏者，前方去当归，加补骨脂15克。

心肾不交型：治宜滋补肾阴，养心安神。方药：生地黄、熟地黄、枸杞子、玄参各15克，女贞子、山茱萸、天冬、麦冬、百合、猪苓、茯神各10克，莲子心、远志各6克，紫贝齿30克（先煎），交泰丸10克（吞）。本案患者即是辨证此型，治以滋肾养阴、养心安神之品而显效。

若见心脾两虚兼有肝郁，发为脏躁者，平素精神不振，或精神恍惚，情绪易于波动，心烦易怒，夜不安眠，发作时呵欠频作，悲伤欲哭，不能自主，口干，大便燥结，舌质嫩红，脉细弦而弱。治宜甘润滋阴，调养心脾。方用甘麦大枣汤合生脉散加味：炙甘草、麦冬、五味子、合欢皮、逍遥丸各10克，太子参、百合各15克，淮小麦30克，大枣5枚。（张春玲，宋昌红，徐慧2006年第6期《陕西中医》）

验案2

朱某，女，48岁，初诊2005年11月16日。

头晕、心悸、失眠5月余。现头晕头痛、烦躁心悸、失眠多梦、潮热汗出、时欲哭泣、腰膝酸痛、二便正常，舌红少苔，脉细数。查心电图无异常。王老辨为肝肾阴虚，阴虚阳旺，心肾不交之更年期综合征。治法以滋肾平肝、养心安神为主。

处方：生地黄15克，熟地黄15克，枸杞子15克，白芍10克，太子参15克，天冬10克，麦冬10克，五味子10克，百合10克，淮小麦30克，炙甘草10克，交泰丸10克（吞服），夜交藤15克，远志6克，合欢皮 10 克,生龙骨 30 克(先煎),生牡蛎 30 克(先煎),大枣 10 枚。7 剂,水煎服。

二诊(2005 年 11 月 23 日):服药后,心悸减轻,情志好转,睡眠亦安,仍腰酸,汗出,舌脉如前,上方去交泰丸,加山茱萸 10 克,7 剂。服药后,诸证好转,继服更年妇康合剂巩固疗效。半年后复查,症状基本消失,恢复工作。

【诊疗心法要点】《素问·上古天真论》云:"七七任脉虚,太冲脉衰少,天癸竭,地道不通,故形坏而无子也。"王老认为,妇女到 49 岁左右,肾气渐衰,冲任脉也亏虚,天癸将竭,精血不足,阴阳平衡失调,可出现肾阴不足,阳失潜藏,或阴虚阳亢,或心肾不交等。治疗上则遵循"虚者补之"的原则,从肾、肝、心三脏着手,以滋肾平肝、养心安神为法,使肾水渐充,肝得柔养,水火相济。基本方由生脉饮、百合地黄汤、三才封髓丹加减而成。若汗出明显加浮小麦、山茱萸以固阴敛汗;虚热内生之潮热加盐知母、盐黄柏以清除虚热;心悸烦躁加莲子心、交泰丸以清心除烦;呵欠频作,悲伤欲哭加合欢皮、甘麦大枣汤以养心解郁;失眠加炒酸枣仁、夜交藤以助养心安神。(张雷 2007 年第 4 期《中医杂志》)

验案 3

崔某,女,48 岁,工人,已婚,初诊 1992 年 6 月 8 日。

月经不规律 6 个月,伴潮热汗出等症 4 个月。末次月经为 1992 年 5 月 18 日,量、色、质正常,带经 4 天。伴潮热汗出、心烦欠寐,头晕、耳内疼痛,心烦易怒,两目干涩,牙龈肿痛。查血压为 130/90 毫米汞柱,舌质暗红、苔薄,脉细弦滑。诊断:绝经前后诸证。证属肝肾阴虚,肝阳偏亢。治宜滋补肝肾,平肝潜阳。

处方:干生地黄 15 克,枸杞子 15 克,菊花 10 克,白芍 15 克,桑寄生 15 克,玄参 15 克,女贞子 15 克,生何首乌 15 克,制何首乌 15 克,桑椹子 15 克,桑叶 10 克,茯苓 15 克,珍珠母 30 克(先下),黄芩 10 克,生龙骨 30 克(先下),生牡蛎 30 克(先下)。6 剂,水煎服,每日 1 剂。嘱:忌辛辣、调情志。

二诊(1992 年 6 月 18 日):药后全身觉舒,牙龈肿痛及头晕耳痛已消,月经于 6 月 13 日按期来潮,量中、色暗红、无血块,今尚未净,伴腰酸痛,胁胀,潮热汗出,舌淡暗,苔薄,脉细弦。正值经期,益气养阴,滋补肝肾。

处方:太子参 15 克,五味子 10 克,天冬 10 克,麦冬 10 克,枸杞子 15 克,制何首乌 15 克,桑寄生 15 克,益母草 15 克,生牡蛎 30 克(先下),浮小麦 15 克,制香附 10 克,郁金 10 克,珍珠母 30 克(先下)。6 剂,水煎服,每日 1 剂。

三诊(1992 年 6 月 22 日):月经已净,肢体胸胁胀感,自汗出,睡眠明显好转,小便灼热。舌淡红,脉沉弦。治法同前。

处方:太子参 15 克,茯苓 15 克,玄参 15 克,珍珠母 30 克(先下),制何首乌 15 克,浮小麦 15 克,白芍 15 克,生牡蛎 30 克(先下),五味子 10 克,山药 15 克,车前草 10 克,天冬 10 克。6 剂,水煎服,每日 1 剂。

四诊(1992 年 10 月 19 日):治疗后,近 4 个周期月经规律,周期为 25～30 天,诸证减轻,故未来复诊,现轻度潮热汗出、心烦口渴,余无不适。舌质略暗、苔薄白,脉细弦滑。用杞菊地黄丸、天王补心丹早晚各 1 丸,以善后巩固疗效。

【诊疗心法要点】王老认为妇女在经断前后(42～49 岁)机体由健康均衡逐步向衰退的老年过渡,随着肾气日衰,天癸渐竭,冲任二脉日渐亏虚,经血日趋不足,以致阴阳失去平衡,脏腑功能失常。王老认为本病肾虚为致病之本,天癸已绝,亦从少阴论之;若天癸未绝,还需调经。

王老在治疗更年期综合征中发现,部分患者经治疗后,不但更年期综合征治愈或好转,同时原有月经失调者,月经亦恢复正常。故而推翻以往公认的"更年期勿需调经"的观点,认为天癸未绝,还需调经。所以在治疗用药中,王老很少使用知母、黄柏等泻相火、促绝经的药物,而适当选用滋肾填精等经实验证实为雌激素含量较高的药物,如鹿角胶、菟丝子、女贞子、制何首乌等,促冲任通盛,使肾气转旺,经水调和,益寿延年。

中医学认为妇女更年期的到来是由于肾气渐衰,冲任、脏腑功能失调,气血不足,阴阳失去平衡所致,故治疗本病的关键,首先,是从肾着手,进行补肾调冲,协调阴阳,达到恢复健康、延缓衰老的目的。因临床所见更年期综合征以虚证为主,且以肝肾阴虚及心肾不交证较为多见,故王老认为,临床虽见阴虚火旺之证,但在组方用药上,要注意不宜过用泻火平肝之品,应以滋水涵木为主,才可使虚火自平。其次,天癸未绝,莫忘调经。许多妇女认为绝经是衰老的象征,故调其月经,推迟绝经年龄,不但可调节机体阴阳,而且从心理角度上看,对患者亦是一个极大的安慰。另外,除了药物治疗,还应鼓励患者积极参加社会活动,保持健康的心理状态,将是十分有益的。

验案 4

张某,女,48 岁,未婚,初诊 1992 年 6 月 30 日。

家属代述:月经量少 5 年,精神、情志异常 3 个月。患者以往月经正常,1987 年因生气后月经量少,2 天即净,且色黑或暗红,无血块。1992 年 4 月起,因工作极度紧张,而精神抑郁,无故悲泣,喜静怕扰,不许家人看电视,惊恐,一个人不能单独外出。已病休 2 个半月。外院诊为焦虑症,现服阿普唑仑、阿米替林各 2 片,每日 2 次,效不显。视患者由家人陪伴搀扶而来,精神抑郁,悲哭,畏光,面色萎黄,舌紫暗、苔薄黄,脉虚弦,血压 120/80 毫米汞柱。诊断:①脏躁;②月经过少。证属肝郁痰阻。治宜疏肝解郁,豁痰开窍。

处方:醋柴胡 10 克,当归 10 克,白芍 15 克,茯苓 15 克,合欢皮 10 克,郁金 10 克,丹参 15 克,灵磁石 15 克(先下),胆南星 10 克,菖蒲 10 克,黄芩 10 克,青礞石 15 克(先下),酸枣仁 15 克。12 剂,水煎服,另配加味逍遥丸 6 克,每日 2 次。

二诊(1992 年 7 月 24 日):月经于 7 月 14 日来潮,量较前略增,色转红,夹血块。惊恐好转,基本控制可不哭泣,唯觉心烦欠寐,已上班 10 天。舌质红、苔薄黄,脉细弦。证属气阴两虚,脏躁失润。治宜益气养阴,润燥安神。生脉散合甘麦大枣汤加减。

处方:太子参 15 克,五味子 10 克,麦冬 10 克,茯苓 15 克,浮小麦 15 克,炙甘草 6 克,胆南星 10 克,合欢皮 10 克,酸枣仁 15 克,丹参 15 克,白芍 15 克,灵磁石 15 克(先下),青龙齿 15 克,郁金 10 克,琥珀末 3 克(冲服)。6 剂,水煎服,每日 1 剂。

三诊(1992 年 8 月 14 日):药后夜寐已安,不觉惊恐,可正常看电视,胃纳转佳,但饭后脘胀。已停服西药。舌暗红、中有裂纹,苔根黄腻,脉沉细。效不更方,上方去炙甘草,加枳壳 10 克宽中理气。

处方:太子参 15 克,五味子 10 克,麦冬 10 克,茯苓 15 克,浮小麦 15 克,枳壳 10 克,胆南星 10 克,合欢皮 10 克,酸枣仁 15 克,丹参 15 克,白芍 15 克,灵磁石 15 克(先下),青龙齿 15 克,郁金 10 克,琥珀末 3 克(冲服)。12 剂,水煎服。

四诊(1992 年 9 月 22 日):末次月经 9 月 21 日,经量中等,色红,偶夹小血块。精神情绪稳定,已正常工作,眠安,饮食二便调。唯记忆力较差,经前烦躁易怒。舌红、边有小瘀点,苔薄黄,脉滑略弦。血压 110/70 毫米汞柱。脏躁、月经过少均已治愈。因正值经期,予四物汤加味以养血调冲任。

处方:当归 10 克,赤芍 10 克,白芍 10 克,生地黄 15 克,熟地黄 15 克,川芎 10 克,丹参 15 克,茺蔚子 15 克,牡丹皮 10 克,枸杞子 15 克,茯苓 15 克,益母草 15 克,制香附 10 克,山茱萸 10 克,菟丝子 15 克。6 剂,水煎服。嘱:经前服加味逍遥丸以善后。半年后随诊,述虽已更年期,但月经规律,精神情志正常。

【诊疗心法要点】本案患者年已七七,此时脏躁与更年期综合征往往不易区分。本患者虽月经量少,但周期规律,又起因于生气,使肝郁气滞,冲任血少,而经行量少,这与肾气虚、天癸竭之月经紊乱不同。另患者以精神情志症状为主,又突然发病,且无潮热汗出等症,故诊为脏躁。脏躁者,脏阴失养所致,故患者可见大便干结、口渴喜饮、苔薄黄等。因见其舌紫暗、脉弦,必有痰、气郁阻于内,扰乱心神,而见精神情志异常。故不急于滋阴润燥,先以疏肝解郁、豁痰开窍祛其邪,再以益气养阴、润燥安神扶其正,脏阴得养,而无脏躁之虞;未刻意调经而经亦自调。(《王子瑜妇科临证经验集》)

王灿晖验案 1 则

验案

柴某,女,47 岁,初诊 2010 年 8 月 28 日。

患者主诉失眠,每天睡眠时间只有 4 小时左右,时有心慌不适,时而面红潮热汗出,夜间尤甚,腰痛乏力,怕冷,形瘦,记忆力下降,面色萎黄,舌黏。辨证为肾阴亏虚,心肾不交。治宜滋阴补肾,养血柔肝,交通心肾。

处方:熟地黄 15 克,当归 10 克,怀牛膝 12 克,巴戟天 10 克,淫羊藿 10 克,酸枣仁 20 克,夜交藤 20 克,知母 10 克,黄柏 10 克,紫草 15 克,柴胡 8 克。

用上方 14 剂后,心慌、潮热汗出较前明显好转,睡眠也较前有所好转,但睡不安稳,易醒,胃有不适感,在原方基础上去柴胡,加天麻 10 克、石菖蒲 8 克、炒白芍 10 克、焦白术 12 克。继服 14 剂,心慌失眠、潮热汗出、腰酸乏力等症状均有显著改善。并嘱其避免情志刺激,加强营养,促其康复。半年后带其女儿来诊,诉诸证均除。

【诊疗心法要点】王教授认为肾为先天之本,肾藏精,肾精所化生之气为肾气,肾气又包含肾阴肾阳,对其他脏器起濡润滋养、温煦生化的作用;停经前后,肾气渐衰,冲任亏虚,脏腑经络失于濡养温煦,真阴亏损,阳失潜藏,阴阳平衡失调,故易波及心、肝、脾等其他脏腑,使其功能失调,发生多种病理改变。治疗围绝经期综合征应补肾养肝,滋阴降火,调补阴阳为主。

在治疗上王教授强调补肾养肝,滋阴降火,调补阴阳。选用二仙汤加减治疗围绝经期综合征,取其补肾滋阴,调和阴阳之意。二仙汤是由张伯纳教授针对肾精不足、相火偏旺所致更年期综合征而研制出的一首现代名方,该方中淫羊藿为君,巴戟天为臣,黄柏、知母为佐,当归为使。方中淫羊藿、巴戟天温补肾阳;知母、黄柏泻相火而坚肾阴;当归补血和血。方中温补与寒泻同施,壮阳与滋阴并举,温而不燥,寒而不滞,共奏调和阴阳之功效。王教授运用本方治疗围绝经期综合征常根据患者具体情况加减。如乏力加太子参、黄芪等,心烦易怒加丹参、郁金、柴胡、合欢皮等;失眠、多梦加天麻、远志、石菖蒲、酸枣仁、夜交藤、百合等;潮热出汗多加碧桃干、糯稻须等。

围绝经期综合征是临床常见疾病,女子素多血虚,绝经前天癸渐竭,阴分不足,故阴虚阳亢之证较为常见,肾阴阳失调,每易波及心、肝、脾等其他脏腑,使其功能失调,发生多种病理改变,绝经前后诸证与精神情志等关系密切,故除了药物治疗,情志的疏导也非常重要。王教授在治疗本病时能充分结合患者临床症状,分析病情,辨证用药,结合心理疏导,取得很好的临床疗效。

本例患者肾阴先衰,肾水亏虚,不能上济于心,心火偏旺,表现为心烦失眠,潮热汗出,发无定时。治宜滋阴补肾,养血柔肝,交通心肾。张景岳所谓"善补阴者,必于阳中求阴,则阴得阳升而源泉不竭"。王教授认为二仙汤具有调整阴阳平衡的作用,故用二仙汤加减治疗围绝经期综合征非常适宜。二仙汤寒温并用,补泻兼施,有温润补虚之能而无苦寒伤阴之弊。酸枣仁宁心敛汗,治虚汗出、烦而不眠。数剂之后,患者诸证大减。(高昀,翟玉祥,高宝仁2012年第4期《中医学报》)

李今庸验案1则

验案

某女,45岁,家庭妇女,初诊1951年2月。

发病半月,易悲伤,说话则欲哭,语音低微,多重语,善忘,喜欠伸,睡眠不佳,苔薄,脉虚。乃心气不足,神失守持,发为脏躁。治宜补心安神,养血润燥。拟方甘麦大枣汤加味。

处方:小麦15克,炙甘草10克,党参10克,大枣4枚(擘),远志10克,茯神10克,熟地黄12克,当归10克,丹参10克,酸枣仁

10克(炒,打)。以水煎服,每日2次。

药服10余剂,诸证渐退。又将原方研末,炼蜜为丸,服1月余,痊愈。

【诊疗心法要点】妇人精神忧郁,情志烦乱,悲哭无常,欠伸频作者,称为脏躁。李老认为本病的发生,多因情志抑郁,忧思悲伤,久而损伤心神。阴血亏虚,血不养心,则心神不定,神情恍惚烦乱,悲哭无常,健忘;心神疲惫则欠伸频作。肝阴不足则魂不守舍而失眠。治宜滋阴润燥,养心安神,用甘麦大枣汤加味。

处方:炙甘草10克,小麦10克,大枣4枚(擘),当归10克,熟地黄10克,茯神10克,酸枣仁10克,远志10克,党参10克。上9味,加水适量,煎汤去渣,取汁温服,每日1剂,服2次。

方中用小麦、党参、远志养心;酸枣仁、茯神宁神安魂;炙甘草、大枣甘以补脾,脾旺则心安;当归、熟地黄养血补精,以和肝润燥;诸脏安和,脏躁自愈。

《灵枢·本神》说:"心藏脉,脉舍神。心气虚则悲。"《素问·调经论》说:"神不足则悲。"其病胞精枯涸,致心神衰弱,失其守持,故悲伤欲哭,且善忘。《素问·脉要精微论》说:"言而微,终乃复言者,此夺气也。"心气虚,故其脉见虚,而语言低微且多重语。重语即"复言"也,《伤寒论》称之为"郑声",所谓"虚则郑声,郑声者,重语也"。人虚则倦,阴阳相引,故欠伸。心在五行属火,以肝木为母,虚则子盗母气,致肝亦不足,肝藏魂,悲哀过度则伤魂,肝魂不能归藏则失眠。甘麦大枣汤加味,用小麦、党参、远志以补心。《备急千金要方》说:"心劳病者,补脾气以益之,脾旺则感于心矣。"故用炙甘草、大枣之甘以补脾,使脾旺则气感于心,补脾即所以补心。当归、党参、熟地黄养血补精,和肝藏魂,并润胞枯;茯神、枣仁宁心安魂,复其神守。故药服10余剂,诸证渐退,后将汤剂改为丸剂巩固疗效,服1月余痊愈。(《中国百年百名中医临床家丛书:李今庸》)

何任验案 1 则

验案

沈某,女,40 岁,初诊 1974 年 3 月 31 日。

脏躁烦恚,郁闷失眠,缘于焦急,带下频仍,纳滞。拟补益心脾、调肝缓急为治。

处方:炙甘草 6 克,淮小麦 30 克,白术 15 克,怀山药 30 克,枳实 6 克,白芍 9 克,柴胡 4.5 克,焦枣仁 12 克,大枣 15 克。7 剂。

二诊:服上方 7 剂后,郁闷已解,睡眠安好,自感舒适,以完带法为续。

处方:党参 9 克,甘草 4.5 克,柴胡 4.5 克,炒白芍 9 克,车前子 9 克,苍术 6 克,炒荆芥 4.5 克,怀山药 30 克,陈皮 6 克,焦枣仁 12 克,白术 30 克。6 剂。

【诊疗心法要点】何任教授治妇女脏躁,案例甚多,自青年至老妇几均有之。认为主要系原本血虚,复受七情所伤者最多。40~55 岁妇女,值更年期时亦多有脏躁之征象,均可结合而治。主方当为甘麦大枣汤,偏有郁滞、阳证厥逆者,配合四逆散;偏于热郁,或阴虚有热者,配合百合地黄汤。

本案为脏躁兼脾虚带下。初诊先治脏躁,以甘麦大枣汤,养心气、安脏气,甘缓之品以润脏躁,治血虚内火;以四逆散解郁结、调肝气,缓和急迫。服药以后,诸证明显缓解,自感舒适,故改为完带法续治脾虚带下。(《中国百年百名中医临床家丛书·国医大师卷:何任》)

李振华验案 2 则

验案 1

王某,女,48 岁,初诊 1991 年 10 月 18 日。

主诉:心惊,烦躁,失眠 2 年余。患者 10 年来常常出现烦躁易怒,无端发火,情绪不能自制,长时间不能入睡,时常惊恐易醒,次日疲乏不堪。近 2 年来心急烦躁加重,整日悲伤欲哭,不能自控,眠差多梦,记忆力减退,时常心存恐惧,有自杀意愿。胸闷气短,两胁窜痛,食欲较差,体困乏力,经多项检查未见异常,多方治疗效果欠佳。现除上述症状外,尚有头晕头胀,胸闷气短,面色无华,精神恍惚,语音低微。舌边尖红、苔白腻,脉弦细沉。中医诊断:脏躁(脾虚肝郁,痰热内扰)。治宜健脾疏肝,清心豁痰。拟李老经验方清心豁痰汤为治。

处方:白术 10 克,茯苓 15 克,橘红 10 克,旱半夏 10 克,胆南星 10 克,香附 10 克,郁金 10 克,石菖蒲 10 克,栀子 10 克,莲子心 5 克,龙骨 15 克,琥珀粉 3 克(分 2 次冲服),甘草 3 克。15 剂,水煎服。医嘱:①注意饮食、忌烟酒及辛辣油腻食物;②注意情绪,保持心情舒畅。

二诊(1991 年 11 月 5 日):心急烦躁有所好转,有时发怒能够自控。睡眠较前也有好转,饮食较前增加,自觉身体较前有力。舌淡、苔白,脉弦细。上方去胆南星,加枳实 10 克,柴胡 6 克,焦山楂、焦麦芽、焦神曲各 12 克。20 剂,水煎服。

三诊(1991 年 12 月 13 日):诸证消失。现谈及以往病情,患者自己也不能解释。犯病烦躁起来自己无法控制,如鬼使神差一样,哭笑无常,但哭笑过后非常疲乏,几天缓不过来。从来此就诊至今 2 个月没有犯病,精神、饮食、睡眠已恢复到病前水平。

【诊疗心法要点】脏躁病,始见于《伤寒杂病论》所载:"妇人脏躁,喜悲伤欲哭,有如神灵……"李老认为,肝郁脾虚是脏躁发病之本。从临床实践看,主要病机为肝脾失调,肝郁脾虚。病因多为饮食或思虑伤脾,脾失健运,湿浊内生,土壅木郁,肝失条达;或郁怒伤肝,肝郁气滞,横逆犯脾,木郁乘土。两者病因不同,其结果均可造成肝郁脾虚,气滞湿阻,化火成痰,痰火内盛,上扰心神;或痰浊随肝气上逆,干扰清窍,以致心神不宁,魂魄不安,发为脏躁。脾虚失运,痰湿中阻,升降失常,则纳差,胸闷气短,苔腻、舌体胖大;脾胃虚弱,气血生化乏源,机体失于濡养,则体倦乏力;肝郁化火,痰火扰心则烦躁易怒,坐卧不宁,急躁时易哭,甚则哭笑无常,或无故悲伤哭泣,多疑善虑,失眠噩梦,心惊恐惧;痰浊或湿浊随肝气上扰清窍,则头晕头沉;脾虚、意不守舍则记忆力减退;肝郁不解,脾虚不复,痰火不时上扰,故脏躁不时发作,反复难愈。李老强调指出,本病的病机变化虽涉及心肝脾三脏,但病机演变的关键在肝脾两脏,故曰肝郁脾虚为脏躁发病之本,心肝火盛为本病之标。

本例主要为情志所伤,肝郁气滞,肝脾失调,气郁化火,上扰心神所致。治宜健脾疏肝,清心豁痰。方中白术、茯苓健脾化湿,使运化有权,痰无以生,气血有源;旱半夏既能燥湿化痰,且可降逆和胃而止呕;橘红理气燥湿,使气顺而痰消;胆南星清化热痰,熄风定惊;香附疏肝理气,调畅气机。以上药物相伍可燥湿化痰,理气和中。郁金行气解郁;石菖蒲开窍醒神;栀子泻火除烦;莲子心清心除烦;龙骨配琥珀粉镇静安神定惊;甘草调和诸药。诸药配伍,共奏健脾疏肝、清心豁痰之功。效不更方,故二诊时守方并加强疏肝药,服30余剂,诸证消失。(《中国百年百名中医临床家丛书·国医大师卷:李振华》)

验案 2

黄某,女,47 岁,干部,初诊 2004 年 5 月 9 日。

患者自述 1 年前因家庭问题而心情不畅,近半年来渐致急躁易怒,心烦失眠,寐则噩梦纷纭,记忆力减退。长期服用地西泮片、谷维素、维生素 B$_1$、脑清片、安神补心片等药物,疗效不佳。曾经做脑血流图、心电图等多种理化检查,未发现异常,患者非常痛苦,甚时多疑善感,悲伤欲哭,烦躁欲死,不能正常工作。现症见:头晕头沉,心急烦躁,失眠噩梦,心悸惊恐,哭泣无常,胸闷气短,腹胀纳差,倦怠乏力,舌边尖红、体胖大、苔黄稍腻,脉弦滑。证属肝郁脾虚,痰火内盛。治宜疏肝健脾,清心豁痰。方用清心豁痰汤加减。

处方:白术 10 克,茯苓 15 克,橘红 10 克,半夏 10 克,胆南星 10 克,香附 10 克,郁金 10 克,石菖蒲 10 克,栀子 10 克,莲子心 5 克,龙骨15克,砂仁8克,淡竹叶12克,甘草3克,琥珀粉3克(2次冲服)。

二诊:上方服9剂,诸证减轻,可去掉地西泮片,睡眠4小时左右。效不更方,继服。

三诊:上方又服15剂,心急烦躁,悲伤欲哭症状消失,能安睡6小时左右,纳食增加,仍感头晕,舌质偏红、体胖大、苔薄白,脉弦细。方中去淡竹叶,加天麻10克。

四诊:上方又服12剂,精神好,唯时感心悸气短,其他症状消失,舌质淡红、苔薄白,脉弦细,方用逍遥散加减以调理肝脾,巩固疗效。

处方:当归12克,白芍12克,白术10克,茯苓15克,柴胡6克,郁金10克,石菖蒲10克,香附10克,远志10克,酸枣仁15克,龙骨15克,枸杞子15克,焦栀子10克,甘草3克。

五诊:上方服15剂,精神、饮食均好,诸证悉平,病获痊愈,已能正常生活工作。

【诊疗心法要点】脏躁是临床较常见的一种疾病,多发于妇女,尤其是中年妇女,在绝经前后发病率较高或病情加重。本病首见于《金匮要略》,在仲景之后,历代医家认识脏躁多以《金匮要略》原文为蓝本进行解释。在诊治方面,始终未能真正超出甘麦大枣汤之范围。在病因病机方面,众说纷纭,至今难以定论。李振华教授积多年临证经验,对本病病理提出了自己的见解,经数十年临床实践,收到了非常满意的效果。

据李老临证体会,用甘麦大枣汤治疗本病效果欠佳,故针对其病机演变,从疏肝实脾入手,标本兼顾,以理气豁痰、清心透窍为法,在温胆汤和导痰汤基础上化裁演变,创制了清心豁痰汤。方中白术、茯苓健脾祛湿,以杜绝生痰之源;橘红、半夏、胆南星豁痰降逆;香附、郁金疏肝理气,使气行湿行,郁解热散;郁金配石菖蒲透窍和中;栀子、莲子心清心除烦;琥珀粉安神宁志,镇惊平肝;甘草调和诸药,臣使五脏。诸药合用,使肝气条达,脾运得健,痰火散除,心神安宁,则脏躁自平。

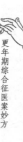

若失眠严重者,加夜交藤 30 克、龙骨 15 克;口干口苦者,加知母 12 克、竹茹 10 克;大便溏薄者,去胆南星,加薏苡仁 30 克、泽泻 12 克;腹胀纳差者,加砂仁 8 克、厚朴 10 克,焦山楂、焦麦芽、焦神曲各 12 克。胁肋窜痛者,加延胡索 10 克、川楝子 12 克。

脏躁以喜悲伤甚则哭笑无常,噩梦惊恐,烦躁易怒,有如神灵作为临床特征。因其病程长,反复发作,治疗不易,且病机认识不统一,故缺少行之有效的治疗方法。李老在 20 世纪 50 年代时,治疗脏躁亦用甘麦大枣汤,但屡用不效。后据症状进一步分析,认为本病一般均有胸胁窜痛、心急烦躁、易口干口苦、脉弦等症,显系肝郁气滞,气郁化热;再据头晕头沉,腹胀纳差,舌体胖大、苔腻,脉有滑象等症,又系脾虚痰湿。肝郁化火,肝气上逆,可致痰随气升,干扰清窍,多疑善感,健忘等。按肝脾失调,痰火内盛,干扰清窍这一病机,以疏肝健脾、清心豁痰为法,自拟清心豁痰汤,临床收到满意效果。40 多年来李老用此法治愈了大量脏躁病患者。通过临床长期观察,用清心豁痰汤治疗脏躁,一般服用 6～10 剂即可见效,服用 20～30 剂可使烦躁除,能安睡,诸证基本消失。此时还应针对肝郁脾虚之病机,继续治疗,以巩固疗效。但肝郁脾虚不是对等的,其有所偏重,偏于肝郁用逍遥散加陈皮、砂仁、厚朴等以疏肝健脾,理气和胃;偏于脾虚用香砂六君子汤加柴胡、香附、郁金等以健脾益气,疏肝解郁。李老强调恢复期治疗要掌握好分寸,若过早使用逍遥散,反可使病情加重,可能与早用当归、白芍等阴分药滋阴而敛痰湿有关。在药物治疗的同时,还应注重调畅情志,增强患者战胜疾病的信心,才能收到更好疗效。(《李振华学术思想与临证经验集》)

张磊验案 2 则

验案 1

秦某,女,46 岁,农民。

患者失眠、急躁、心悸、头晕已 2 年。曾在当地医院服用中西药均无效,乃于1976年3月来郑州就诊。经某医学院诊断为神经官能症,后就诊于予。诊见患者有形神不安之象,脉失宁静。

处方:炙甘草15克,百合30克,紫苏叶3克,清半夏9克,茯苓12克,磁石12克,麦冬12克,夜交藤12克,炒酸枣仁12克,柏子仁9克,生龙骨24克,生牡蛎24克,小麦30克,大枣7枚。水煎服。

服药9剂,症状大减。1976年6月26日其爱人特来告予,病已痊愈。同年9月9日,其爱人告予未犯病。

【诊疗心法要点】本病所见症状,是脏躁之象,虽不是《金匮要略》脏躁的典型证候,但就其性质来说,仍是脏躁之病,故用甘麦大枣汤加味治之。陈修园《医学实在易》"不寐汤"中道:"不寐内经论最详,肝魂招纳枣仁汤,紫苏百合归阴分,龙牡茯神佐使良。"本方所用诸药,除炙甘草、小麦、大枣外,大都源于此处。该书在解释紫苏叶、百合治失眠之理曰:"百合其花,朝开暮合,紫苏之叶,朝挺暮垂,俱能引阳气而归阴分。"本病虽属脏躁病,亦近似百合病,此用百合,亦有百合汤之义。方用清半夏是取《灵枢·邪客篇》半夏汤之义。半夏味辛,直驱少阴厥逆之气,使其上达于阳明。本方所加药味虽多,但仍不失甘麦大枣汤之义,相反,更能增强甘麦大枣汤的功效。遵效不更方之则,直至病愈。

验案2

杨某,女,51岁,初诊2006年2月6日。

主诉:身潮热汗出3个月。3个月前无明显诱因出现身潮热汗出,多于紧张、着急、夜晚醒时出现,每天能出现10余次,汗出后身冷、眼痒、视物模糊、双手关节疼痛,与天气变化无关,口苦,耳鸣,二便调,纳眠可,舌质红、苔黄略厚,脉细。2004年8月曾因子宫肌瘤行子宫切除术。诊为脏躁。治宜养阴固表清热。

处方:熟地黄10克,生地黄10克,黄芩10克,黄连6克,黄柏10克,生黄芪30克,浮小麦30克,煅牡蛎30克(先煎),桑叶20克。6剂,水煎服,每日1剂。

二诊(2006年2月13日):服药后出汗量少,10余次,仍于紧

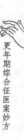

张、夜晚醒后出汗,汗出身冷,耳鸣,双手关节疼痛减轻,纳眠可,二便调,舌质红、舌苔薄,脉细。里和表未解,营卫失调,郁热不净。治宜调和营卫,清热止汗。方拟桂枝加龙骨牡蛎汤加减。

处方:桂枝10克,生白芍10克,生龙骨30克(先煎),生牡蛎30克(先煎),黄芩10克,桑叶10克,竹叶10克,麦冬15克,炙甘草6克,浮小麦30克。6剂,水煎服,每日1剂。

药后病安。

【诊疗心法要点】本案患者肾阴不足,不能上济于心,则心火偏亢而急躁,阴虚则火旺,蒸迫津液外出则自汗、盗汗,故以当归六黄汤加味治之。方中生地黄、熟地黄滋阴养血;以"三黄"泻心火除烦,汗出则气泄;表气不固,以生黄芪、浮小麦、煅牡蛎益气固表止汗。阴虚渐复,里热渐消,汗出亦少,尚有汗出身冷、精神紧张、口苦心烦,乃营卫不和、郁热不净之象,以桂枝加龙骨牡蛎汤加减收功。(《张磊临证心得集》)

刘祖贻验案1则

验案

苗某,女,46岁,初诊2008年7月3日。

经停3个月。患者近1年来,月经量减少,近3个月经闭不行,伴潮热汗出、烦躁不安、腰部酸楚,前来就诊。查舌淡红、苔薄白,脉细弱。此为天癸将绝,肾气不足,冲任虚衰。治宜益肾以调冲任。

处方:熟地黄10克,怀山药15克,菟丝子15克,覆盆子10克,枸杞子10克,丹参15克,续断10克,仙茅7克,黄柏7克,当归10克,川芎10克,山楂10克。7剂,每日1剂,水煎,早晚分服。

二诊:月信已潮,潮热汗出亦减。续进7剂。

此后患者月事如常,2年后又经停,复见潮热汗出,自服上方,月经仍复如常;至52岁时不愿再调,始绝经。

【诊疗心法要点】《素问·上古天真论》曰:"女子七七任脉虚,

太冲脉衰少,天癸竭,地道不通,故形坏而无子也。"患者已届更年之期,肾之精气皆虚,冲任气血衰少,故经量渐减而至不行。此时阴阳皆虚,以阴亏为甚。经云:"阳在外,阴之使也。"阴虚则不能涵阳,故见潮热、汗出等症。治疗宜益肾阴、蓄癸水为主,方用熟地黄、怀山药益肾阴,仿五子衍宗意,用菟丝子、覆盆子、枸杞子益肾中真阴以复癸水。伍以丹参、续断,丹参可除烦满而益气、强腰脊而除脚痹,恰可治疗围绝经期心烦、疲倦、腰膝酸痛诸证,续断可补肾、续筋骨、调血脉。又妙在仙茅、黄柏之伍,一热一寒,既益肾中已耗之真阳,又熄阴亏而外浮之虚火,取二仙之意,燮理阴阳。仍入当归、川芎、山楂以活血通经。全方寒温同用,通补共举,阴阳同调,而阴阳虚实错杂之证仅数剂而诸证愈,可见中医辨证处方之神妙。但因本证之虚损由来已久,服药取效后当守方续服,巩固疗效,过早停药可能出现病症反复。(《刘祖贻医案精华》)

柴松岩验案2则

验案1

李某,女,52岁,初诊1991年2月28日。

患者高血压病史5年,平素头晕伴烦躁、潮热汗出、胸闷不舒,现已绝经3年,以往月经周期:15岁,8/30天,量多于正常人3倍,色红,血块多,孕二次生二胎,在月经紊乱后即伴发有头晕,在外院诊断为高血压,间断服用降压药。近3个月来,头晕失眠加重,甚至彻夜不眠,就诊时服地西泮片2片仅入睡1小时,有时出现筋惕肉瞤、易悲伤委屈感,情绪不稳定,常与家人发生争吵。全身乏力,就诊时由其丈夫和儿子搀扶。纳食可,尿频量少,大便干,4日1行,面色潮红,口唇干裂,舌暗、苔白干,脉细滑,查血压190/110毫米汞柱。辨证:阴虚内热,扰动心神。治宜养阴清热,安神定志。

处方:沙参20克,菊花12克,钩藤12克,枸杞子15克,女贞子20克,百合30克,莲子心3克,荷叶10克,白芍12克,熟地黄10

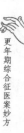

克,阿胶珠12克,桑寄生10克。

上药加减治疗半月后,血压下降并平稳在120/80毫米汞柱,头晕明显减轻,惊惕肉瞤感除,夜间能入睡5~6小时(不服地西泮片),情绪稳定并能做一些家务,大便转畅,面色红润,精神体力明显好转。

验案2

杨某,女,51岁,初诊1991年1月28日。

患者于1990年11月26日,因子宫肌瘤大出血于某医院行子宫次全切除,右侧卵巢切除术。术后逐渐出现烦躁易怒、精神抑郁、紧张,伴潮热汗出、两目晕花、气短乏力,纳食尚可,二便调畅,舌体胖质暗、苔白干,左脉细滑,右脉沉滑。辨证:伤阴耗气,阴血不足,虚阳上冲。治宜滋阴养血,益气安神。

处方:沙参20克,菊花10克,钩藤10克,丹参12克,墨旱莲10克,荷叶10克,百合12克,浮小麦30克,莲子心3克,远志4克。

服上药7剂后,潮热汗出,两目晕花有明显减轻,烦躁除,精神体力好转,唯感腰疼,上方加减后继服7剂。随访患者已正常上班。

【诊疗心法要点】柴松岩老师认为妇女经历了妊娠生育和几十年月经之阴血损耗的过程,年届更年,原本就阴血不足,再加肾气渐衰、天癸将竭致肾之阴液不足,不能涵养肝木和上济心火,使机体处于阴血不足而阳气有余的阴阳失衡的病理状态。柴老师除注意患者的生育史和月经史外,还特别留意大便情况,认为二阳之病乃胃肠积热、大便燥结、耗伤阴液致阴血更亏,亦可加重此症,即形成二阳之病引发心脾不足之症。柴老师认为治疗此症必须抓住阴虚之根本所在,以治病必求其本为原则,认为45岁以上的妇女,不应以有无月经甚或性生活能力作为疗效标准,故不宜用温肾兴阳、过分重镇潜阳及活血通利之品。而应保存妇女已不足的阴液,应滋阴养血敛阳为主,达到调和阴阳、延缓衰老的目的。故临床用药不可过温、过燥、过补及过分通利,即或是脾肾阳虚浮肿的患者,也不用附子、巴戟天、仙茅等温肾兴阳之品,以免扰动肾气,更耗伤肾精。即

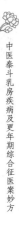

或用温补之法,也要佐用养血滋阴之品方妥。(耿嘉玮,付洁,张巨明 1993 年第 1 期《北京中医》)

孔光一验案 2 则

验案 1

韩某,女,53 岁,初诊 2008 年 3 月 17 日。

主诉:潮热汗出,心烦急躁月余。现病史:绝经年余,潮热汗出,胸闷气短,喜太息,心烦易怒,夜寐易醒,头晕耳鸣,心悸,胃纳不振,左脉细,舌淡红、苔少。辨证:肝经郁热,心脾不振。治宜疏肝清热,养心调脾。

处方:柴胡 10 克,赤芍 10 克,白芍 10 克,丹参 30 克,郁金 10 克,半夏 10 克,白术 10 克,青皮 6 克,陈皮 6 克,砂仁 6 克(后下),黄芩 10 克,龙胆草 6 克,夏枯草 10 克,菊花 10 克,天麻 6 克,太子参 10 克,麦冬 30 克,桂枝 6 克,淫羊藿 10 克,怀牛膝 10 克,莲子心 6 克,甘草 5 克。8 剂,水煎服,每日 1 剂。

药后潮热汗出、心烦急躁显减,诸证减轻,原方再进 10 剂。过数月家属来诊诉尚未反复。

验案 2

闫某,女,52 岁,初诊 2003 年 2 月 22 日。

主诉:心烦急躁,腰酸腿肿 1 年余,近日加重。现病史:绝经 1 年以来,常心烦急躁,阵阵汗出,心悸寐差,耳鸣,腰酸痛,下午腿肿,便溏,尿黄,舌尖红、苔黄腻、中少苔,脉细左弦。辨证:肝经郁热,脾肾不振。治宜疏肝清热,健脾益肾。

处方:柴胡 10 克,黄芩 10 克,龙胆草 6 克,半夏 10 克,茯苓 15 克,白术 10 克,神曲 15 克,炮姜 3 克,黄连 4 克,天麻 6 克,杜仲 10 克,桑寄生 15 克,淫羊藿 10 克,太子参 10 克,麦冬 15 克。7 剂。

药后腰痛好转,诸证明显改善,舌苔退下,原方基础上加用养血柔肝之品再进 10 剂,巩固疗效。

【诊疗心法要点】更年期是正常人衰老过程中的大转变时期,肾是先天之本,正常衰老的肾气难以恢复。因此,孔老在临床上治疗妇女更年期综合征多从调肝入手,促使肝正常发挥调气血之用,以减少肾气竭而出现的全身症状。孔老常用小柴胡汤或逍遥散加减。若血病日久入络,致血瘀,常加丹参、郁金、白芍等,且常赤芍、白芍同用以养血和血;清肝热,常加菊花、龙胆草、夏枯草、山栀等清热利湿,重视三焦气机通畅;并配二陈汤、四君子汤、理中汤等健脾调中化湿。本证有时伴有咽不利、咳嗽、鼻欠畅、肤痒等肺经郁热证候,常加菊花、连翘、板蓝根、玄参等宣肺清热解毒;前胡、紫苏子、紫苏梗、紫菀等宣肺化痰止咳。

验案 1,症见胸闷气短、喜太息、潮热汗出、心烦易怒、头晕等为肝郁气滞、肝经郁热之证,心悸不宁、夜寐易醒、胃纳不振为心脾不振之候,故宜在疏肝柔肝、清泻肝经郁热的基础上,兼以养心调脾,方用小柴胡汤加减,药用柴胡、赤芍、白芍、丹参、郁金疏肝解郁、养血活血;半夏、白术、青皮、陈皮、砂仁理气健脾;黄芩、龙胆草、夏枯草、菊花、天麻清泻肝经之郁热;太子参、麦冬补气养心,桂枝温补心阳;淫羊藿、怀牛膝补肝肾;甘草和中兼调诸药。药后肝气得舒,肝热得清,心气得充,脾气健运,气血调畅而诸证自除。

验案 2,患者更年期绝经后,肝肾亏虚,肝经郁热,肝脾不和,故见心烦急躁、寐差、耳鸣、腰痛、腿肿、便溏、尿黄等。肝经郁热,横逆犯脾,致脾气不振;脾为后天之本,肾为先天之本,更年期肾气衰竭,脾运失职,加重肾气不振。治宜疏肝清热、健脾益肾,方用小柴胡汤和半夏白术天麻汤加减,药用柴胡、黄芩、龙胆草疏肝解郁、清肝经之热;半夏、茯苓、白术、炮姜、神曲理气健脾、温中和胃;天麻、杜仲、桑寄生、淫羊藿平抑肝阳,补肝肾,强筋骨。本案病机与肝脾肾的功能失调相关,故在调补脾肾的基础上,疏肝柔肝,清泻肝经之郁热,以达到肝、脾、肾功能平衡协调之目的。(吴炫静,严季澜 2009 年第 12 期《吉林中医药》)

薛伯寿验案 1 则

验案

李某,女,49 岁,初诊 2004 年 4 月 8 日。

颜面、双手及足胫浮肿,伴心烦失眠 4 个月,尿常规化验无异常,查体心肺肝肾功能正常,曾服氢氯噻嗪、谷维素等无显效。刻诊:颜面足胫浮肿,按之凹陷,双手紧胀感。伴烦躁失眠,胸闷心悸,月经已 5 个月未行。舌质淡,苔薄白,脉沉,诊为水肿。证属肝肾亏虚,气滞血瘀。以当归芍药散合五苓散加味治之。

处方:当归、白芍、白术、茯苓各 15 克,泽泻 18 克,猪苓、泽兰、桂枝各 10 克,益母草 3 克。7 剂,水煎服。

二诊:药后浮肿明显减轻,继服 7 剂,水肿消失,但仍心烦失眠,胸闷心悸,又用当归芍药散合百合地黄汤治疗。

处方:当归、知母、泽泻各 10 克,白芍、白术、荆芥、百合、生地黄各 15 克,女贞子、墨旱莲各 20 克。

半余月,诸证消失。

【诊疗心法要点】薛老认为,浮肿为更年期妇女的常见症,中医对水肿按常法当从肺脾肾论治,但妇女更年期浮肿之病机不同,非此三脏之所能概全。《金匮要略·水气病脉证并治》有"经为血,血不利则为水",明确指出,妇女经血不利可致水停。《诸病源候论》曰:"青水者,先从面肿遍一身,其根在肝。"说明肝失疏泄亦可致气滞水停,再者妇人之病多责之于肝,故此证病机为肝肾不足,血瘀经闭,肝郁气滞,水液布化失常。先予当归芍药散合五苓散,疏肝理脾,健脾利湿,再加益母草、泽兰活血利水,水肿消失后改用当归芍药散合百合地黄汤、二至丸调肝补肾以治本。(罗艳,蒲永文 2005年第 12 期《中国中医基础医学杂志》)

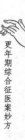

朱南孙验案 2 则

验案 1

患者某,女,54 岁,初诊 1999 年 10 月 27 日。

患者已绝经 3 余年,有子宫肌瘤史,近来愈感潮热汗出,口苦心烦,胸闷气短,夜寐不安,腰酸乏力,纳呆神疲。舌暗红、边有瘀点,脉细弦。证属肾虚肝旺,脾虚瘀阻。治宜清肝益肾,运脾祛瘀。治宜怡情更年汤化裁。

处方:女贞子、墨旱莲、巴戟天、淫羊藿、玄参、合欢皮各 12 克,紫草、淮小麦各 30 克,夏枯草、莪术、夜交藤各 15 克,炙甘草 6 克。14 剂。

二诊(1999 年 11 月 10 日):患者潮热汗出每日出现次数明显减少,口苦心烦,胸闷气短,夜眠也有所改善,仍有腰酸、乏力、纳呆,舌暗少苔,脉弦。予以原方去紫草,加山茱萸 9 克、鸡内金 12 克、炒谷芽 9 克、炒麦芽 9 克,14 剂。

三诊(1999 年 12 月 1 日):患者诸证缓解,随予原方迭进 14 剂以固之。

验案 2

某女,49 岁,初诊 2000 年 2 月 23 日。

近 1 年来月事先后无定期,量少色暗。刻下经水月未转,近期因家庭原因及工作压力,精神倍受打击,自觉潮热阵阵、汗下如雨,心烦易怒、腰酸乏力,夜不能寐、辗转不安、动则心悸气短。每日勉强睡 2~3 小时,醒后感头晕乏力,观舌红少苔,脉弦细数。证属阴虚火旺,心肾不交。治宜滋阴降火、疏肝清心助眠。处方以怡情更年汤化裁为治。

处方:女贞子 12 克,墨旱莲 12 克,广郁金 6 克,生牡蛎 30 克,嫩钩藤 15 克,川黄连 3 克,莲子心 6 克,桑椹子 12 克,巴戟天 12 克,煅龙骨 30 克,夜交藤 15 克,合欢皮 12 克,淮小麦 30 克,炙甘草 6 克。14 剂。并予心理疏导。

二诊(2000 年 3 月 15 日):当下患者潮热汗出,心烦不寐明显改善,然感少腹隐坠,乳胀,原方去嫩钩藤、墨旱莲、川黄连,加桂枝 3 克、鸡血藤 15 克、小青皮 6 克,14 剂。

三诊(2000 年 3 月 29 日):患者诉,经水于 16 日转,量略多,色红,小瘀块,5 天经净,刻下潮热汗出、心烦易怒已几乎无,唯感腰酸乏力,神疲气短,夜眠欠安。证属心脾两虚。治宜健脾益气,宁心安神。

处方:党参、黄芪、玉竹各 9 克,茯苓、炒酸枣仁各 12 克,白芍、白术、炙甘草各 6 克,怀山药、合欢皮各 15 克。进剂以调理之,并再予心理疏导,以观后效。

【诊疗心法要点】朱南孙教授认为脾肾不足、气血亏虚、天癸亏耗为本病主要病理机制。肾乃先天之本,元气之根,藏精主胞胎,肝藏血而主疏泄,肝肾同居下焦,相火寄于肝肾,肝肾乃冲任之本,肾阴亏虚,癸水不足,肾水不能上济于心,心肾不交,心肝火旺,肾虚肝旺。故而出现潮热出汗、烦躁易怒、腰膝酸软、胸闷心悸、失眠多梦等更年期症状;提出"治肝必及肾,益肾须疏肝",肝肾为纲,肝肾同治的观点。同时考虑本病对更年期妇女精神情绪的影响较大,药物治疗的同时还要注重进行心理疏导。自拟怡情更年汤,临床应用常获良效。

验案 1,患者时值更年,肾气渐衰,肝阴不足,肝火偏旺,脾阳不足,脾失健运,阴阳失和,从而导致潮热汗出、口苦心烦、胸闷气短、夜寐不安、腰酸乏力,给予女贞子、墨旱莲、巴戟天、淫羊藿滋养肝肾,夏枯草、紫草清肝泻火,莪术、合欢皮、淮小麦健脾祛瘀、养心安神。故诸证减。

验案 2,患者已至七七,肾精渐亏,加之情志抑郁,肝气不舒,郁而化火,故而予补肾滋阴、疏肝清心安神。二诊时考虑患者虽至七七,然经水欲断未断,冲任失调,故予补益肝肾,调理冲任。三诊经后冲任虚弱,气血亏虚,故予健脾养血,调理冲任,气阴充足,冲任充

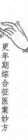
盈,则诸证缓解,神清气爽。(朱晓宏,胡国华,王采文2013年第13期《实用中医内科杂志》)

更年期综合征妙方

夏桂成验方4则

验方1:滋肾清心汤

【药物组成】钩藤15克(后下),干地黄、怀山药、山茱萸、牡丹皮、紫贝齿(先煎)、合欢皮、茯神、浮小麦各10克,莲子心5克。

【主治】更年期综合征。

【功效】滋阴降火,清肝宁神。

【方义】方中干地黄、怀山药、山茱萸滋养肾阴为君药;钩藤、牡丹皮、紫贝齿能清肝火,茯神、莲子心能清心火,共为臣药;佐以合欢皮养心安神,浮小麦养阴清热,定惊除烦,固表止汗。全方共奏滋阴降火、清肝宁神之功。

【加减应用】若心火旺者加黄连;肝火旺者加山栀、苦丁茶;气郁者加服越鞠丸;脾胃不和者加服香砂六君丸;浮肿便溏者加入淫羊藿、黄芪、防己等;兼血瘀者合血府逐瘀汤加减;兼痰浊者合半夏白术天麻汤加减。此外,妇女更年期综合征患者,每多表现出精神与情绪方面的变异,中医认为"心病尚须心药医"。故夏师强调,治疗本病心理疏导极其重要。主张更年期妇女要重视自我保健,避免过重的工作负担。注意与别人沟通思想,舒畅情怀,克服消极的心理障碍,培养有益的业余爱好,使心理有所寄托。同时鼓励患者积极参加体育锻炼,注意保护脾胃,使后天之本滋养先天之本,平安度过更年期。

【案例】郑某,女,54岁,已婚,退休教师,初诊1995年11月20

日。

主诉:绝经伴精神抑郁8年。患者8年前因双侧卵巢囊肿行双侧附件切除术,术后绝经,伴有精神抑郁,悲伤欲死,阵发性潮热出汗,手足麻木,皮肤蚁行感,纳谷尚可,夜寐欠佳,乱梦纷纭,二便尚调,舌质潮红、舌苔黄腻,脉弦而细。综合脉症,乃肾阴不足,不能涵养心肝,心肝气火偏旺,心血心神不能安宁,夹有痰热为患。治宜滋肾清心,兼化痰热。方取滋肾清心汤合黄连温胆汤加减。

处方:钩藤15克(后下),牡丹皮、紫贝齿(先煎)、怀山药、牡蛎(先煎)、茯苓、制半夏、炒枳实、广郁金(矾拌)各10克,陈皮6克,莲子心、黄连各5克,黛灯心100厘米。

药服7剂,诸证大减,再以效方略施出入巩固治疗半月,临床诸证均得控制。

【诊疗心法要点】夏桂成主任医师通过临床观察,认为本病肾气衰退,肾阴亏虚乃发病之本;心肝火旺,神魂失守乃发病之标。肾及心肝之阴虚火旺为主要病机。故治疗以滋肾清心、安定神魂、燮理阴阳为原则,同时强调重视心理疏导及情志调摄等综合疗法的重要作用,临床取得显著疗效。(汤月萍1997年第2期《湖北中医杂志》)

验方2:半夏白术天麻汤合越鞠二陈汤加减

【药物组成】钩藤15克,牡丹皮10克,莲子心3克,明天麻6克,制半夏6克,白术12克,泽泻10克,薏苡仁15克,陈皮6克。

【主治】更年期兼夹痰湿者。

【功效】清肝健脾,化痰燥湿。

【加减应用】口腻痰多,大便干结者,加防风通圣丸,每日2次;大便溏薄者,加藿香5克、神曲10克、砂仁3克(后下);脾虚水湿外溢者,加黄芪15克、党参10克、防己10克、车前子10克(包煎)。

验方3:杞菊地黄汤合血府逐瘀汤加减

【药物组成】桃仁9克,红花9克,当归10克,赤芍10克,白芍

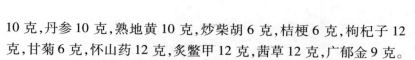

10 克,丹参 10 克,熟地黄 10 克,炒柴胡 6 克,桔梗 6 克,枸杞子 12 克,甘菊 6 克,怀山药 12 克,炙鳖甲 12 克,茜草 12 克,广郁金 9 克。

【主治】更年期兼夹瘀血者。

【功效】滋阴清心,活血化瘀。

【加减应用】血瘀性崩漏者,去桃仁、红花,加入马鞭草 15 克、五灵脂 12 克、益母草 12 克、炒蒲黄 12 克;小腹胀滞,胸闷叹气者,去熟地黄,加香附 9 克、广木香 6 克。

验方 4:温肾宁心汤加减

【药物组成】党参 10 克,黄芪 10 克,仙茅 10 克,淫羊藿 10 克,炒白术 10 克,钩藤 15 克(后下),牡丹皮 10 克,茯苓 10 克,合欢皮 9 克,补骨脂 9 克。

【主治】更年期兼夹阳虚者。

【功效】温肾扶阳,健脾宁心。

【加减应用】失眠者加紫贝齿 10 克(先煎)、酸枣仁 10 克;胸闷不舒,情绪抑郁者加广郁金 10 克、娑罗子 10 克;眩晕浮肿明显者加入天麻 6 克、车前子 10 克(包煎)、泽泻 10 克;兼烦热口干、大便干结者加知母 6 克、黄柏 9 克、全栝楼 10 克等。

【诊疗心法要点】夏老师提出肾气衰退、天癸绝竭以致子宫闭塞是发病的前提和基础,而心肝火旺在病变过程中起着重要作用,子宫闭塞引起的心肝气火升逆与肾衰天癸绝竭占有同等重要的地位。故夏老师提出更年期综合征其本在肾(包括子宫),其标在心肝,标本相关,两者不可截然分开。夏老师诊治本病,在滋水清火,调理肾、心、肝、脾等药物治疗的基础上,辅之以心理疏导、情志调摄、劳逸结合、合理饮食等综合疗法,则明显提高了临床疗效。(陆启滨 2010 年第 4 期《南京中医药大学学报》)

朱南孙验方1则

验方：怡情更年汤

【药物组成】女贞子、墨旱莲、桑椹子、巴戟天、肉苁蓉、玄参、合欢皮各12克，紫草、淮小麦各30克，夜交藤15克，炙甘草6克。

【主治】更年期综合征。

【方义】方中墨旱莲、女贞子调补肾阴，巴戟天、肉苁蓉、桑椹子滋养肝肾，紫草、玄参清肝降火，淮小麦、炙甘草健脾清心除烦，夜交藤、合欢皮解郁怡神。

【加减应用】经前乳胀加夏枯草12克、生牡蛎30克；汗出加瘪桃干、稻根各15克，麻黄根10克；高血压、头晕目眩加刺蒺藜、沙苑子、钩藤各12克，天麻9克。（朱晓宏，胡国华，王采文2013年第13期《实用中医内科杂志》）